Nierendiät Kochbuch für Anfänger

Über 100 köstliche Rezepte und ein Wochenplan,
um Ihre Nieren zu schützen und zu stärken.
Inklusive detaillierter Nährwertangaben und praxisnaher
Alltagstipps

Rikert Kiefer

© Copyright 2024 Rikert Kiefer - Alle Rechte vorbehalten.

Dieses Dokument ist darauf ausgerichtet, genaue und zuverlässige Informationen zum behandelten Thema und zur behandelten Frage zu liefern.

- Die Reproduktion, Vervielfältigung oder Weitergabe dieses Dokuments in elektronischer oder gedruckter Form ist in keiner Weise zulässig. Alle Rechte vorbehalten.

Die hier zur Verfügung gestellten Informationen sind wahrheitsgemäß und konsistent, so dass jede Haftung, im Sinne von Unachtsamkeit oder anderweitig, durch die Nutzung oder den Missbrauch von Richtlinien, Prozessen oder Anweisungen, die in diesem Dokument enthalten sind, in der alleinigen und vollständigen Verantwortung des Empfängers und Lesers liegt. Unter keinen Umständen kann der Herausgeber für Wiedergutmachung, Schäden oder finanzielle Verluste, die direkt oder indirekt auf die hierin enthaltenen Informationen zurückzuführen sind, haftbar oder verantwortlich gemacht werden.

Alle Urheberrechte, die nicht im Besitz des Herausgebers sind, liegen bei den jeweiligen Autoren.

Die hierin enthaltenen Informationen werden ausschließlich zu Informationszwecken angeboten und sind als solche allgemein gültig. Die Präsentation der Informationen erfolgt ohne Vertrag oder irgendeine Art von Garantiezusage.

Die verwendeten Warenzeichen werden ohne Zustimmung verwendet, und die Veröffentlichung des Warenzeichens erfolgt ohne Erlaubnis oder Rückendeckung des Warenzeichens-Inhabers. Alle Warenzeichen und Marken in diesem Buch dienen nur der Verdeutlichung und gehören den Eigentümern selbst, die nicht mit diesem Dokument verbunden sind.

EXTRA BONUS IM INNEREN!

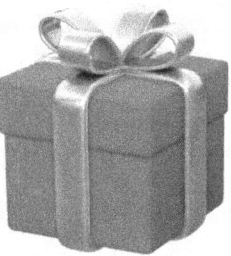

"Praktischer Leitfaden für Essen außer Haus"

PRAKTISCHER LEITFADEN, WIE SIE IHRE DIÄT BEIM ESSEN GEHEN AM BESTEN EINHALTEN KÖNNEN

BIS ZUM ENDE DES BUCHES BLÄTTERN UND
SCANNEN SIE DEN **QR-CODE** EIN

Inhaltsverzeichnis

EINLEITUNG 7

KAPITEL 1: GRUNDLAGEN DER NIERENDIÄT 8
    EINFÜHRUNG IN DIE NIERENDIÄT 8
    GRUNDLEGENDE PRINZIPIEN UND EMPFEHLUNGEN 9

KAPITEL 2: ANPASSUNG AN DIE NIERENDIÄT 11
    WIE MAN SICH AN EINE NIERENDIÄT ANPASST 11

KAPITEL 3: ERNÄHRUNGSRICHTLINIEN 13
    EMPFOHLENE LEBENSMITTEL 13
    LEBENSMITTEL, DIE VERMIEDEN WERDEN SOLLTEN 14

KAPITEL 4: FRÜHSTÜCKSREZEPTE 16
    EINFACHE FRÜHSTÜCKSIDEEN 16
        1.   Apfel-Blaubeer-Haferflocken 16
        2.   Grüner Smoothie 17
        3.   Mandel-Quinoa-Porridge 18
        4.   Avocado-Toast mit Ei 18
        5.   Birnen-Chia-Pudding 19
        6.   Erdbeer-Bananen-Smoothie 20
        7.   Hirsebrei mit Beeren 20
        8.   Frühstücksquark mit Pfirsichen 21
        9.   Aprikosen-Kokos-Porridge 21
        10.   Mango-Quark 22
        11.   Himbeer-Chia-Pudding 22
        12.   Haferflocken mit Birne und Zimt 23
        13.   Heidelbeer-Joghurt-Parfait 23
        14.   Quinoa-Porridge mit Äpfeln 24
    FRÜHSTÜCKSVARIATIONEN FÜR ABWECHSLUNG 25
        15.   Hirse-Pfirsich-Auflauf 25
        16.   Quinoa-Frühstücksriegel 25
        17.   Beeren-Mandel-Müsli 26
        18.   Apfel-Zimt-Overnight Oats 27
        19.   Pflaumen-Quark 27
        20.   Kirsch-Apfel-Smoothie 28
        21.   Süßkartoffel-Porridge 28
        22.   Heidelbeer-Kokos-Porridge 29
        23.   Birnen-Zimt-Smoothie 29
        24.   Erdbeer-Pfirsich-Porridge 30

KAPITEL 5: MITTAGESSEN-REZEPTE 31

Schnelle Mittagessen 31

25. Gegrilltes Hähnchen mit Quinoa-Salat 31
26. Gebackener Lachs mit Spargel 32
27. Zucchini-Nudeln mit Pesto 32
28. Couscous-Gemüse-Pfanne 33
29. Gebackene Aubergine mit Kichererbsen 34
30. Gegrillte Gemüse-Spieße 34
31. Gegrillter Spargel mit Zitronendressing 35
32. Linsen-Tomaten-Salat 36
33. Gebackener Blumenkohl mit Tahini-Sauce 36
34. Spargel-Risotto 37
35. Gegrillter Fenchel mit Ananas 38
36. Rote-Bete-Salat mit Apfel 38
37. Mangold-Wraps mit Hummus 39
38. Brokkoli-Quinoa-Salat 39

Mittagessen für unterwegs 41

39. Quinoa-Salat mit Hähnchen und Gurke 41
40. Gegrilltes Gemüse-Wrap 41
41. Linsen-Kichererbsen-Salat 42
42. Geräucherter Truthahn- und Gurken-Sandwich 43
43. Karotten- und Selleriesticks mit Hummus 43
44. Thunfischsalat auf Vollkorntoast 44
45. Gebackene Süßkartoffel mit Kichererbsen-Füllung 44
46. Hähnchenbrust mit Mango-Salsa 45
47. Rote Linsen-Suppe 46
48. Gebratene Forelle mit Kräutern 46
49. Veganes Curry mit Blumenkohl und Erbsen 47
50. Hähnchen-Tacos mit frischer Salsa 48
51. Kichererbsen-Salat mit Gurke und Dill 48
52. Gebratener Tofu mit Gemüse 49

KAPITEL 6: ABENDESSEN-REZEPTE 50

Herzhafte Abendessen 50

53. Gegrilltes Hähnchen mit Fenchel 50
54. Lachsfilet mit Dill und Zitrone 51
55. Gebackene Hähnchenkeulen mit Rosmarin und Knoblauch 51
56. Türkisches Lammragout 52
57. Gebratene Forelle mit Gemüse-Julienne 53
58. Vegetarisches Curry mit Blumenkohl und Erbsen 53
59. Geschmortes Huhn mit Karotten und Lauch 54
60. Gebratener Seebarsch mit Fenchel und Zitronenbutter 55
61. Hühnchen-Paprika-Pfanne mit Reis 55
62. Rinderbraten mit Möhren und Pastinaken 56
63. Vegane Pilzpfanne mit Kräutern 57

- 64. Gebratene Entenbrust mit Orangensauce ... 57
- 65. Geschmortes Kaninchen mit Gemüse ... 58
- 66. Garnelen mit Knoblauch und Petersilie ... 59

Leichte Abendessenoptionen ... 61
- 67. Zucchini-Nudeln mit Garnelen ... 61
- 68. Gebratene Forelle mit Gemüsejulienne ... 61
- 69. Hähnchenbrust mit Pilzsauce ... 62
- 70. Asiatischer Gemüsesalat mit Tofu ... 63
- 71. Linsensuppe mit Spinat ... 63
- 72. Geräucherte Forelle auf Salatbett ... 64
- 73. Gegrilltes Gemüse mit Balsamico-Dressing ... 65
- 74. Gegrillter Tofu mit Kräutermarinade ... 65
- 75. Salat mit geräuchertem Lachs und Spargel ... 66

KAPITEL 7: SNACKS UND LEICHTE MAHLZEITEN ... 67

Gesunde Snacks ... 67
- 76. Gurken- und Karottensalat mit Zitronendressing ... 67
- 77. Gekochte Edamame mit Meersalz ... 67
- 78. Gegrillte Paprikastreifen mit Knoblauch und Petersilie ... 68
- 79. Gekochte Artischocken mit Zitronen-Aioli ... 68
- 80. Süßkartoffelchips im Ofen gebacken ... 69
- 81. Sellerie- und Karottensticks mit hausgemachtem Hummus ... 70
- 82. Gurkenröllchen mit Räucherlachs ... 70
- 83. Geröstete Kichererbsen ... 71
- 84. Gegrillte Auberginenscheiben mit Kräutern ... 71

Einfache leichte Mahlzeiten ... 73
- 85. Gegrillter Lachs mit Dill-Gurkensalat ... 73
- 86. Hühnchen-Wraps mit Mango und frischem Gemüse ... 74
- 87. Zucchini-Spaghetti mit Kirschtomaten ... 74
- 88. Türkische Linsensuppe ... 75
- 89. Karotten- und Apfelsalat ... 76
- 90. Hühnchen und Gemüse Spieße ... 76
- 91. Gurkenröllchen mit Karottenstreifen ... 77
- 92. Gegrillte Hähnchenstreifen mit frischem Basilikum ... 77

KAPITEL 8: DESSERTS UND GETRÄNKE ... 79

Nierendiät-freundliche Desserts ... 79
- 93. Apfel-Zimt-Compote ... 79
- 94. Birnen-Crumble ohne Nüsse ... 80
- 95. Erdbeer-Sorbet ... 80
- 96. Gekühlte Melonen-Suppe ... 81
- 97. Gegrillte Pfirsiche mit Honig ... 81
- 98. Frische Beeren mit Minze ... 82
- 99. Wassermelonen-Feta-Salat ... 82
- 100. Mango-Lassi (Milchproduktfrei) ... 83
- 101. Gebackene Apfelscheiben mit Zimt ... 83

- *102. Kühler Erdbeer-Minz-Tee* *84*

GESUNDE GETRÄNKEOPTIONEN 85
- *103. Gurken-Minz-Wasser* *85*
- *104. Karotten-Ingwer-Tee* *85*
- *105. Kühler Zitronen-Lavendel-Tee* *86*
- *106. Frischer Gurken-Kiwi-Smoothie* *86*
- *107. Apfel-Zimt-Infusion* *87*
- *108. Blaubeer-Basilikum-Wasser* *87*
- *109. Granatapfel-Minz-Tee* *88*
- *110. Himbeer-Limetten-Wasser* *88*
- *111. Erdbeer-Kamillen-Tee* *89*
- *112. Kühler Pfirsich-Ingwer-Drink* *89*

KAPITEL 9: 30-TAGE-ERNÄHRUNGSPLAN 90

EINKAUFSLISTE 94

KAPITEL 10: PRAKTISCHE RATSCHLÄGE UND RESSOURCEN 97

UNTERSTÜTZUNG UND MOTIVATION 97

NÜTZLICHE APPS UND TOOLS 99

Einleitung

Willkommen zu "Nierendiät Kochbuch für Anfänger" Dieses Buch ist mehr als nur eine Sammlung von Rezepten – es ist ein umfassender Leitfaden für eine Ernährung, die speziell darauf ausgerichtet ist, Ihre Gesundheit zu unterstützen und Ihr Wohlbefinden zu verbessern.

Die Bedeutung einer ausgewogenen Ernährung für die Gesundheit der Nieren kann nicht genug betont werden. Dieses Buch bietet Ihnen eine Vielzahl von köstlichen und nahrhaften Rezepten, die einfach zuzubereiten sind und Ihnen helfen, Ihre Ernährungsziele zu erreichen. Vom Frühstück bis zum Abendessen, von Snacks bis zu Desserts, jede Mahlzeit ist sorgfältig geplant, um Ihnen nicht nur Genuss, sondern auch gesundheitliche Vorteile zu bieten.

In den ersten Kapiteln erfahren Sie die Grundlagen einer Nierendiät und erhalten praktische Tipps, wie Sie sich am besten an diese Ernährungsweise anpassen können. Sie werden lernen, welche Lebensmittel besonders förderlich sind und welche besser vermieden werden sollten. Dieser Leitfaden hilft Ihnen, häufige Fehler zu vermeiden und Ihre neuen Essgewohnheiten erfolgreich in den Alltag zu integrieren.

Besonders stolz sind wir auf die Vielzahl an kreativen und abwechslungsreichen Rezepten, die selbst den anspruchsvollsten Gaumen zufriedenstellen werden. Ob Sie auf der Suche nach schnellen Frühstücksideen, nahrhaften Mittagessen oder herzhaften Abendessen sind, hier finden Sie für jede Gelegenheit das passende Gericht. Zudem enthält das Buch einen detaillierten 30-Tage-Ernährungsplan, der Ihnen hilft, strukturiert und motiviert zu bleiben.

Abgerundet wird das Buch durch praxisnahe Alltagstipps und hilfreiche Ressourcen, die Sie auf Ihrem Weg zu einer gesünderen Ernährung unterstützen. Nutzen Sie diese Gelegenheit, um Ihre Essgewohnheiten nachhaltig zu verbessern und gleichzeitig köstliche Gerichte zu genießen.

Machen Sie den ersten Schritt zu einer besseren Gesundheit und lassen Sie sich von den vielen leckeren Rezepten inspirieren. Ihre Nieren werden es Ihnen danken!

Kapitel 1: Grundlagen der Nierendiät

Einführung in die Nierendiät

Die Nierendiät ist eine spezielle Ernährungsweise, die darauf abzielt, die Funktion der Nieren zu unterstützen und zu entlasten. Die Nieren, als lebenswichtige Organe, filtern das Blut und entfernen Abfallstoffe und überschüssige Flüssigkeiten aus dem Körper. Bei eingeschränkter Nierenfunktion kann die richtige Ernährung einen erheblichen Einfluss auf das Wohlbefinden und die Lebensqualität haben.

Diese Ernährungsform wurde entwickelt, um den speziellen Bedürfnissen der Nieren gerecht zu werden. Sie berücksichtigt die Notwendigkeit, bestimmte Nährstoffe zu begrenzen, die den Stoffwechsel belasten könnten. Dazu gehören insbesondere Natrium, Kalium und Phosphor. Ein reduzierter Konsum dieser Stoffe kann helfen, die Belastung der Nieren zu minimieren und das Fortschreiten einer Nierenerkrankung zu verlangsamen.

Ein weiterer zentraler Aspekt der Nierendiät ist die Kontrolle der Proteinzufuhr. Proteine sind essenziell für den Körper, aber ihr Abbau produziert Abfallstoffe, die von den Nieren ausgeschieden werden müssen. Bei einer eingeschränkten Nierenfunktion kann eine hohe Proteinzufuhr die Nieren zusätzlich belasten. Daher wird oft eine moderate Proteinzufuhr empfohlen, die dennoch ausreichend ist, um den Körper zu versorgen, ohne die Nieren übermäßig zu beanspruchen.

Neben diesen grundsätzlichen Überlegungen spielt auch die Flüssigkeitszufuhr eine wichtige Rolle. Da die Nieren für die Regulierung des Flüssigkeitshaushalts verantwortlich sind, muss die Flüssigkeitszufuhr sorgfältig überwacht werden, insbesondere bei fortgeschrittener Niereninsuffizienz. Es kann notwendig sein, die Trinkmenge zu reduzieren, um eine Überlastung der Nieren zu vermeiden und die Entstehung von Ödemen zu verhindern.

Ein weiterer wichtiger Punkt ist die Reduktion des Konsums von verarbeiteten Lebensmitteln. Diese enthalten häufig hohe Mengen an Salz, Zucker und ungesunden Fetten, die nicht nur die Nieren, sondern den gesamten Körper belasten können.

Frische, unverarbeitete Lebensmittel, reich an Vitaminen und Mineralstoffen, sind daher die bessere Wahl.

Die Nierendiät erfordert auch eine individuelle Anpassung. Jeder Mensch ist unterschiedlich und so sind auch die Bedürfnisse und Einschränkungen bei einer Nierenerkrankung individuell verschieden. Ein Ernährungsplan sollte daher immer in Absprache mit einem Arzt oder Ernährungsberater erstellt werden, der die spezifischen gesundheitlichen Anforderungen und Einschränkungen berücksichtigen kann.

Ein praktisches Beispiel für die Umsetzung der Nierendiät könnte ein einfaches Frühstück sein: Anstelle von verarbeiteten Frühstücksflocken, die oft viel Zucker und Phosphat enthalten, kann man Haferflocken mit frischen Beeren und einem Schuss Honig wählen. Diese Mahlzeit ist nicht nur nahrhaft, sondern auch schonend für die Nieren.

Grundlegende Prinzipien und Empfehlungen

Die Nierendiät basiert auf einigen fundamentalen Prinzipien, die darauf abzielen, die Nierenfunktion zu optimieren und die allgemeine Gesundheit zu fördern. Diese Prinzipien sind essenziell, um eine ausgewogene Ernährung zu gewährleisten, die die spezifischen Bedürfnisse der Nieren berücksichtigt.

Ein zentrales Prinzip ist die Begrenzung der Natriumzufuhr. Natrium, das Hauptbestandteil von Salz, kann den Blutdruck erhöhen und zur Flüssigkeitsretention führen, was die Nieren zusätzlich belasten kann. Daher ist es wichtig, den Konsum von salzreichen Lebensmitteln wie verarbeiteten Produkten, Fast Food und gesalzenen Snacks zu reduzieren. Stattdessen sollten frische Kräuter und Gewürze verwendet werden, um den Geschmack der Speisen zu verbessern, ohne die Salzmenge zu erhöhen.

Ein weiterer wichtiger Aspekt ist die Kontrolle der Kaliumaufnahme. Kalium ist ein Mineral, das für die Funktion der Nerven und Muskeln notwendig ist, aber bei Nierenproblemen kann der Körper Schwierigkeiten haben, überschüssiges Kalium auszuscheiden.

Ein erhöhter Kaliumspiegel kann zu ernsthaften gesundheitlichen Problemen führen, daher sollten kaliumreiche Lebensmittel wie Bananen, Orangen, Tomaten und Kartoffeln in Maßen konsumiert werden. Es ist ratsam, sich über alternative Lebensmittel zu informieren, die weniger Kalium enthalten, aber dennoch nährstoffreich sind.

Phosphor ist ein weiteres Mineral, dessen Aufnahme überwacht werden sollte. Ein hoher Phosphorgehalt im Blut kann die Knochengesundheit beeinträchtigen und zu Juckreiz und Knochenschmerzen führen. Lebensmittel wie Milchprodukte, Nüsse und bestimmte Fleischsorten enthalten viel Phosphor und sollten daher in der Nierendiät begrenzt werden. Stattdessen können pflanzliche Alternativen und speziell formulierte Nahrungsmittel verwendet werden, die weniger Phosphor enthalten.

Die Proteinzufuhr sollte ebenfalls reguliert werden. Während Proteine für den Körper unerlässlich sind, kann ihr Abbauprodukte eine zusätzliche Belastung für die Nieren darstellen. Eine moderate Proteinaufnahme, die den Körper ausreichend versorgt, ohne die Nieren zu überlasten, ist daher entscheidend. Dies bedeutet, dass man die Menge und die Art der konsumierten Proteine sorgfältig auswählen sollte. Pflanzliche Proteine, wie sie in Bohnen und Linsen zu finden sind, können eine gute Alternative zu tierischen Proteinen sein.

Eine ausgewogene Flüssigkeitszufuhr ist ebenfalls von großer Bedeutung. Bei einer eingeschränkten Nierenfunktion kann es notwendig sein, die Trinkmenge anzupassen, um eine Überlastung der Nieren zu vermeiden. Es ist wichtig, die Empfehlungen des Arztes zu befolgen und die Flüssigkeitszufuhr entsprechend zu regulieren. Dies kann bedeuten, dass man nicht nur auf die Menge, sondern auch auf die Art der Getränke achtet, die konsumiert werden. Wasser bleibt die beste Wahl, während koffeinhaltige und zuckerhaltige Getränke möglichst vermieden werden sollten.

Die Umsetzung dieser Prinzipien erfordert ein gewisses Maß an Planung und Bewusstsein, doch die gesundheitlichen Vorteile, die daraus resultieren, sind es wert. Durch die Befolgung dieser grundlegenden Empfehlungen können Menschen mit eingeschränkter Nierenfunktion ihre Gesundheit unterstützen und ihre Lebensqualität verbessern. Es ist immer ratsam, individuelle Ernährungspläne in Zusammenarbeit mit medizinischen Fachkräften zu erstellen, um sicherzustellen, dass alle spezifischen Bedürfnisse berücksichtigt werden.

Kapitel 2: Anpassung an die Nierendiät

Wie man sich an eine Nierendiät anpasst

Die Umstellung auf eine Nierendiät kann zunächst eine Herausforderung darstellen, doch mit der richtigen Herangehensweise und ein wenig Geduld wird dieser Prozess nicht nur einfacher, sondern auch effektiv. Der erste Schritt besteht darin, ein grundlegendes Verständnis dafür zu entwickeln, welche Lebensmittel und Ernährungsgewohnheiten angepasst werden müssen, um die Nieren zu entlasten und deren Funktion zu unterstützen.

Ein wichtiger Aspekt bei der Anpassung an eine Nierendiät ist die schrittweise Umstellung der Ernährungsgewohnheiten. Anstatt abrupt alle gewohnten Nahrungsmittel zu eliminieren, kann es hilfreich sein, nach und nach nierenfreundliche Alternativen einzuführen. Dies ermöglicht dem Körper und dem Geist, sich an die neuen Essgewohnheiten zu gewöhnen, ohne überwältigt zu werden. Beispielsweise kann man beginnen, salzreiche Lebensmittel durch Kräuter und Gewürze zu ersetzen, um den Geschmack der Gerichte zu verbessern, ohne die Natriumzufuhr zu erhöhen.

Die Identifizierung und Vermeidung von kalium- und phosphorreichen Lebensmitteln ist ein weiterer entscheidender Schritt. Es kann nützlich sein, Listen dieser Lebensmittel zur Hand zu haben und sich bewusst mit den Alternativen vertraut zu machen, die weniger dieser Mineralstoffe enthalten. Hierbei spielt auch das Lesen von Lebensmitteletiketten eine große Rolle, um versteckte Quellen von Natrium, Kalium und Phosphor zu erkennen und zu vermeiden.

Die Rolle der Flüssigkeitszufuhr darf ebenfalls nicht unterschätzt werden. Während einige Personen möglicherweise ihre Trinkmenge erhöhen müssen, um die Nieren zu spülen, müssen andere ihre Flüssigkeitsaufnahme reduzieren, um eine Überlastung zu vermeiden. Dies erfordert eine sorgfältige Planung und die Einhaltung der Empfehlungen von Gesundheitsfachkräften. Es ist auch wichtig, die Arten der konsumierten Getränke zu berücksichtigen und auf zucker- und koffeinhaltige Getränke zu verzichten.

Die soziale Komponente der Ernährung sollte ebenfalls berücksichtigt werden. Das Essen ist oft ein sozialer Akt, und Veränderungen in der Ernährung können soziale Herausforderungen mit sich bringen. Es ist hilfreich, Freunde und Familie über die Ernährungsumstellung zu informieren und um Unterstützung zu bitten. Gemeinsames Kochen und Essen kann eine Möglichkeit sein, die neuen Ernährungsgewohnheiten zu integrieren und gleichzeitig die sozialen Bindungen zu stärken.

Ein weiterer praktischer Tipp zur Anpassung an die Nierendiät ist die Planung der Mahlzeiten im Voraus. Dies kann nicht nur helfen, den Überblick über die Ernährung zu behalten, sondern auch sicherstellen, dass stets nierenfreundliche Lebensmittel zur Verfügung stehen. Das Erstellen eines wöchentlichen Speiseplans und das Vorbereiten von Mahlzeiten können den Alltag erheblich erleichtern und dabei helfen, Versuchungen zu widerstehen.

Schließlich ist es wichtig, sich daran zu erinnern, dass die Anpassung an eine Nierendiät ein individueller Prozess ist. Jeder Mensch reagiert unterschiedlich auf Ernährungsumstellungen, und es kann einige Zeit dauern, bis man die besten Methoden und Lebensmittel gefunden hat, die für einen selbst funktionieren.

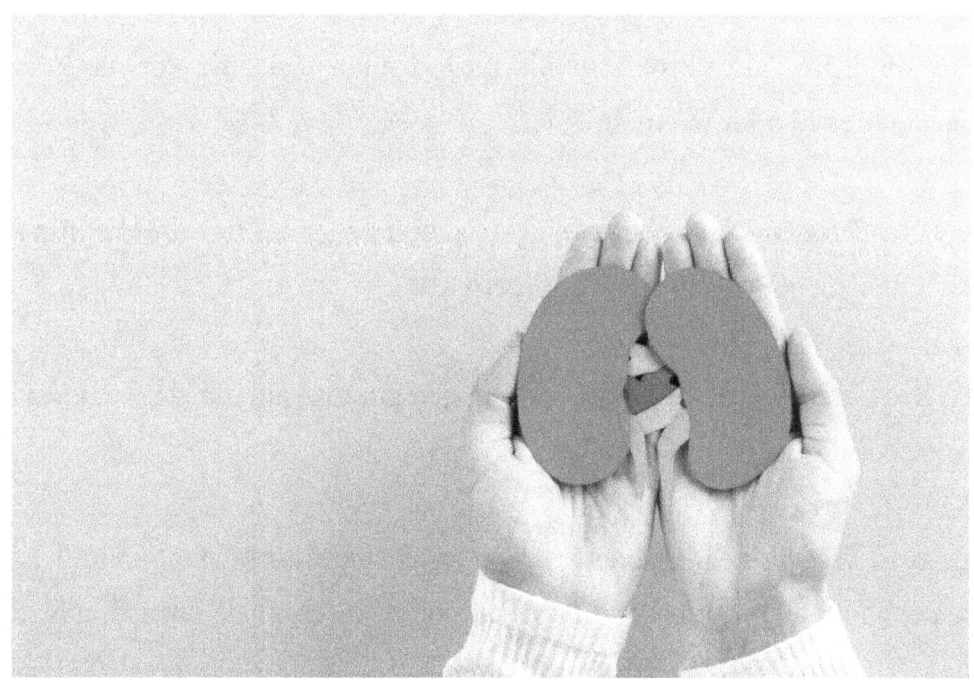

Kapitel 3: Ernährungsrichtlinien

Empfohlene Lebensmittel

1. **Frisches Obst:** Äpfel, Beeren (wie Erdbeeren und Blaubeeren), Trauben und Pfirsiche sind ideale Optionen, da sie einen niedrigen Kaliumgehalt haben und gleichzeitig viele Vitamine und Antioxidantien liefern.

2. **Gemüse:** Paprika, Gurken, Zucchini, Blumenkohl und grüne Bohnen sind hervorragende Wahlmöglichkeiten, die wenig Kalium enthalten und vielseitig in der Zubereitung sind.

3. **Fisch:** Magerer Fisch wie Kabeljau, Seehecht und Forelle sind proteinreiche Optionen, die gut für die Nieren sind.

4. **Geflügel:** Hähnchenbrust und Putenfleisch sind ebenfalls nierenfreundliche Proteinquellen, die sich leicht in verschiedenen Gerichten verarbeiten lassen.

5. **Eier:** Eier sind eine gute Proteinquelle und können vielseitig verwendet werden, ob als Rührei, gekochtes Ei oder in einem Salat.

6. **Weißbrot und Reis:** Diese kohlenhydratreichen Lebensmittel sind kaliumarm und eignen sich gut als Beilage oder Basis für Hauptgerichte.

7. **Nudeln:** Besonders weiße Nudeln sind eine geeignete Wahl, da sie wenig Kalium enthalten und eine gute Energiequelle darstellen.

8. **Kräuter und Gewürze:** Frische Kräuter wie Petersilie, Koriander und Basilikum sowie Gewürze wie Pfeffer, Kurkuma und Paprika bieten Geschmack, ohne den Natriumspiegel zu erhöhen.

9. **Pflanzliche Öle:** Olivenöl und Rapsöl sind gesunde Fette, die in Maßen verwendet werden sollten und gut für die Zubereitung von Speisen sind.

10. **Milchalternativen:** Mandelmilch und Reismilch sind niedrig an Kalium und Phosphor und können Milch in vielen Rezepten ersetzen.

Lebensmittel, die vermieden werden sollten

1. **Verarbeitetes Fleisch:** Wurst, Schinken, Speck und andere stark verarbeitete Fleischprodukte enthalten oft hohe Mengen an Natrium und sollten vermieden werden.

2. **Konserven:** Lebensmittel aus Dosen, wie Suppe, Gemüse und Fisch, enthalten häufig viel Salz und Konservierungsstoffe.

3. **Fast Food:** Burger, Pommes und andere Fast-Food-Produkte sind meist sehr salzreich und bieten wenig Nährstoffe.

4. **Salzige Snacks:** Chips, Cracker und gesalzene Nüsse sind oft voller Natrium und belasten die Nieren unnötig.

5. **Milchprodukte:** Käse, Milch und Joghurt enthalten hohe Mengen an Phosphor und Kalium, die bei Nierenerkrankungen problematisch sein können.

6. **Bestimmtes Obst:** Bananen, Orangen und Avocados sind reich an Kalium und sollten in Maßen konsumiert werden.

7. **Kartoffeln und Tomaten:** Diese Gemüsearten haben einen hohen Kaliumgehalt und können die Nierenfunktion beeinträchtigen.

8. **Nüsse und Samen:** Mandeln, Sonnenblumenkerne und Erdnüsse sind ebenfalls reich an Phosphor und Kalium.

9. **Vollkornprodukte:** Vollkornbrot und brauner Reis enthalten mehr Kalium und Phosphor als ihre weißen Gegenstücke und sollten eingeschränkt konsumiert werden.

10. **Softdrinks und gesüßte Getränke:** Diese Getränke sind nicht nur reich an Zucker, sondern enthalten auch oft Phosphorsäure, die vermieden werden sollte.

Kapitel 4: Frühstücksrezepte

Einfache Frühstücksideen

1. Apfel-Blaubeer-Haferflocken

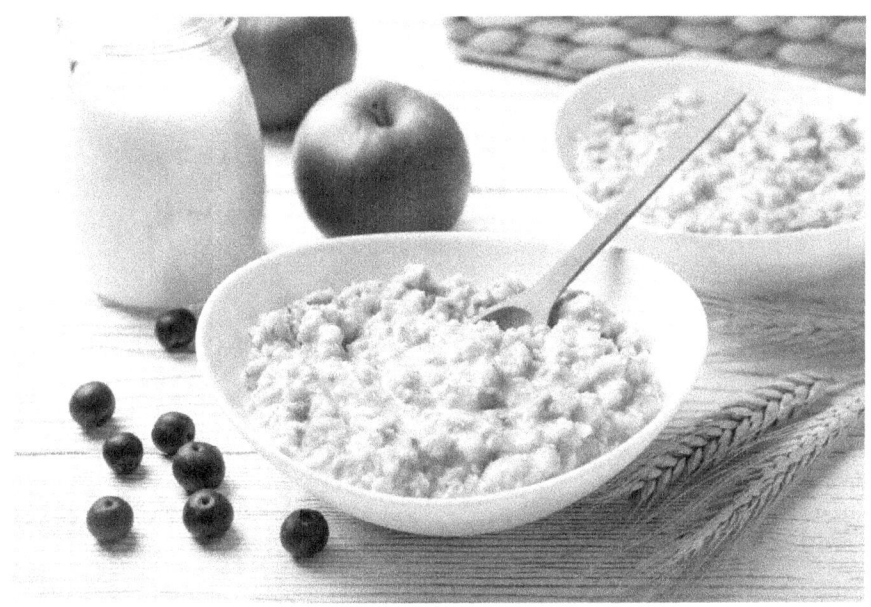

Zubereitungszeit: 5 Minuten | **Kochzeit:** 10 Minuten | **Portionen:** 2
Schwierigkeiten: Einfach
Zutaten:
- 1 Tasse Haferflocken
- 2 Tassen Mandelmilch
- 1 Apfel, gewürfelt
- 1/2 Tasse frische Blaubeeren
- 1 TL Honig
- 1/2 TL Zimt

Zubereitung:

1. Haferflocken und Mandelmilch in einem Topf vermischen und bei mittlerer Hitze zum Kochen bringen.
2. Apfelstücke hinzufügen und unter gelegentlichem Rühren 5-7 Minuten köcheln lassen.
3. Blaubeeren, Honig und Zimt unterrühren und weitere 2 Minuten kochen lassen.
4. In Schalen füllen und sofort servieren.

Nährwerte (pro Portion): Kalorien: 210 | Fett: 4g | Kohlenhydrate: 40g | Protein: 6g | Zucker: 12g | Natrium: 60mg

2. Grüner Smoothie

Zubereitungszeit: 5 Minuten | **Kochzeit:** 0 Minuten | **Portionen:** 2
Schwierigkeiten: Einfach

Zutaten:

- 1 Tasse Spinat
- 1 Banane
- 1/2 Avocado
- 1 Tasse Trauben
- 1 Tasse Wasser
- 1 TL Zitronensaft

Zubereitung:

1. Alle Zutaten in einen Mixer geben und glatt pürieren.
2. In Gläser füllen und sofort genießen.

Nährwerte (pro Portion): Kalorien: 180 | Fett: 6g | Kohlenhydrate: 35g | Protein: 3g | Zucker: 20g | Natrium: 25mg

3. Mandel-Quinoa-Porridge

Zubereitungszeit: 5 Minuten | **Kochzeit:** 15 Minuten | **Portionen:** 2

Schwierigkeiten: Mittel

Zutaten:

- 1/2 Tasse Quinoa
- 1 Tasse Mandelmilch
- 1/2 Tasse Wasser
- 1 TL Ahornsirup
- 1/4 Tasse gehobelte Mandeln
- 1/4 Tasse Beeren nach Wahl

Zubereitung:

1. Quinoa in einem Sieb abspülen und in einen Topf geben.
2. Mandelmilch und Wasser hinzufügen, zum Kochen bringen und dann die Hitze reduzieren. 12-15 Minuten köcheln lassen, bis die Quinoa weich ist.
3. Ahornsirup und gehobelte Mandeln unterrühren.
4. In Schalen füllen, mit Beeren garnieren und servieren.

Nährwerte (pro Portion): Kalorien: 220 | Fett: 7g | Kohlenhydrate: 32g | Protein: 6g | Zucker: 8g | Natrium: 30mg

4. Avocado-Toast mit Ei

Zubereitungszeit: 5 Minuten | **Kochzeit:** 10 Minuten | **Portionen:** 2

Schwierigkeiten: Einfach

Zutaten:

- 2 Scheiben Weißbrot
- 1 reife Avocado
- 2 Eier
- 1 TL Zitronensaft
- Salz und Pfeffer nach Geschmack

Zubereitung:
1. Brot toasten.
2. Avocado zerdrücken und mit Zitronensaft, Salz und Pfeffer mischen.
3. Eier pochieren.
4. Avocado-Mischung auf die Toasts verteilen und mit einem pochierten Ei belegen.

Nährwerte (pro Portion): Kalorien: 250 | Fett: 14g | Kohlenhydrate: 20g | Protein: 10g | Zucker: 2g | Natrium: 150mg

5. Birnen-Chia-Pudding

Zubereitungszeit: 5 Minuten | **Kochzeit:** 0 Minuten | **Portionen:** 2
Schwierigkeiten: Einfach

Zutaten:
- 1 Tasse Mandelmilch
- 1/4 Tasse Chiasamen
- 1 Birne, gewürfelt
- 1 TL Honig
- 1/2 TL Vanilleextrakt

Zubereitung:
1. Mandelmilch, Chiasamen, Honig und Vanilleextrakt in einer Schüssel verrühren.
2. Über Nacht im Kühlschrank quellen lassen.
3. Vor dem Servieren mit Birnenstücken garnieren.

Nährwerte (pro Portion): Kalorien: 190 | Fett: 8g | Kohlenhydrate: 28g | Protein: 4g | Zucker: 12g | Natrium: 30mg

6. Erdbeer-Bananen-Smoothie

Zubereitungszeit: 5 Minuten | **Kochzeit:** 0 Minuten | **Portionen:** 2

Schwierigkeiten: Einfach

Zutaten:

- 1 Tasse frische Erdbeeren
- 1 Banane
- 1 Tasse Mandelmilch
- 1 TL Honig
- 1/2 TL Vanilleextrakt

Zubereitung:

1. Alle Zutaten in einen Mixer geben und glatt pürieren.
2. In Gläser füllen und sofort servieren.

Nährwerte (pro Portion): Kalorien: 160 | Fett: 3g | Kohlenhydrate: 35g | Protein: 2g | Zucker: 22g | Natrium: 30mg

7. Hirsebrei mit Beeren

Zubereitungszeit: 5 Minuten | **Kochzeit:** 20 Minuten | **Portionen:** 2

Schwierigkeiten: Mittel

Zutaten:

- 1/2 Tasse Hirse
- 1 Tasse Wasser
- 1 Tasse Mandelmilch
- 1 TL Honig
- 1/2 Tasse Beeren

Zubereitung:

1. Hirse in einem Sieb abspülen und in einem Topf mit Wasser und Mandelmilch zum Kochen bringen.
2. Hitze reduzieren und 15-20 Minuten köcheln lassen, bis die Hirse weich ist.
3. Honig und Beeren unterrühren und servieren.

Nährwerte (pro Portion): Kalorien: 220 | Fett: 4g | Kohlenhydrate: 42g | Protein: 5g | Zucker: 10g | Natrium: 25mg

8. Frühstücksquark mit Pfirsichen

Zubereitungszeit: 5 Minuten | **Kochzeit:** 0 Minuten | **Portionen:** 2

Schwierigkeiten: Einfach

Zutaten:

- 1 Tasse Magerquark
- 1 Pfirsich, gewürfelt
- 1 TL Honig
- 1/2 TL Vanilleextrakt

Zubereitung:

1. Quark, Honig und Vanilleextrakt in einer Schüssel verrühren.
2. Pfirsichstücke unterheben und servieren.

Nährwerte (pro Portion): Kalorien: 150 | Fett: 2g | Kohlenhydrate: 20g | Protein: 12g | Zucker: 15g | Natrium: 50mg

9. Aprikosen-Kokos-Porridge

Zubereitungszeit: 5 Minuten | **Kochzeit:** 10 Minuten | **Portionen:** 2

Schwierigkeiten: Einfach

Zutaten:

- 1 Tasse Haferflocken
- 1/2 Tasse Kokosmilch
- 1/2 Tasse Wasser
- 2 getrocknete Aprikosen, gewürfelt
- 1 TL Ahornsirup

Zubereitung:

1. Haferflocken, Kokosmilch und Wasser in einem Topf zum Kochen bringen.
2. Aprikosen hinzufügen und unter Rühren 5-7 Minuten köcheln lassen.
3. Mit Ahornsirup süßen und servieren.

Nährwerte (pro Portion): Kalorien: 230 | Fett: 6g | Kohlenhydrate: 40g | Protein: 4g | Zucker: 12g | Natrium: 40mg

10. Mango-Quark

Zubereitungszeit: 5 Minuten | **Kochzeit:** 0 Minuten | **Portionen:** 2

Schwierigkeiten: Einfach

Zutaten:

- 1 Tasse Magerquark
- 1/2 Mango, gewürfelt
- 1 TL Honig
- 1/2 TL Zitronensaft

Zubereitung:

1. Quark, Honig und Zitronensaft in einer Schüssel vermischen.
2. Mangostücke unterheben und servieren.

Nährwerte (pro Portion): Kalorien: 160 | Fett: 2g | Kohlenhydrate: 25g | Protein: 12g | Zucker: 20g | Natrium: 50mg

11. Himbeer-Chia-Pudding

Zubereitungszeit: 5 Minuten | **Kochzeit:** 0 Minuten | **Portionen:** 2

Schwierigkeiten: Einfach

Zutaten:

- 1 Tasse Mandelmilch
- 1/4 Tasse Chiasamen
- 1/2 Tasse Himbeeren
- 1 TL Honig

Zubereitung:

1. Mandelmilch, Chiasamen und Honig in einer Schüssel verrühren.
2. Über Nacht im Kühlschrank quellen lassen.
3. Vor dem Servieren mit Himbeeren garnieren.

Nährwerte (pro Portion): Kalorien: 180 | Fett: 8g | Kohlenhydrate: 25g | Protein: 4g | Zucker: 12g | Natrium: 30mg

12. Haferflocken mit Birne und Zimt

Zubereitungszeit: 5 Minuten | **Kochzeit:** 10 Minuten | **Portionen:** 2

Schwierigkeiten: Einfach

Zutaten:

- 1 Tasse Haferflocken
- 2 Tassen Wasser
- 1 Birne, gewürfelt
- 1 TL Zimt
- 1 TL Honig

Zubereitung:

1. Haferflocken und Wasser in einem Topf zum Kochen bringen.
2. Birnenstücke und Zimt hinzufügen und unter Rühren 5-7 Minuten köcheln lassen.
3. Mit Honig süßen und servieren.

Nährwerte (pro Portion): Kalorien: 210 | Fett: 3g | Kohlenhydrate: 40g | Protein: 5g | Zucker: 15g | Natrium: 20mg

13. Heidelbeer-Joghurt-Parfait

Zubereitungszeit: 5 Minuten | **Kochzeit:** 0 Minuten | **Portionen:** 2

Schwierigkeiten: Einfach

Zutaten:

- 1 Tasse Naturjoghurt
- 1/2 Tasse Heidelbeeren
- 1 TL Honig
- 2 EL Haferflocken

Zubereitung:

1. Joghurt in zwei Gläser füllen.
2. Heidelbeeren und Honig darüber geben.
3. Mit Haferflocken bestreuen und servieren.

Nährwerte (pro Portion): Kalorien: 150 | Fett: 2g | Kohlenhydrate: 25g | Protein: 5g | Zucker: 15g | Natrium: 50mg

14. Quinoa-Porridge mit Äpfeln

Zubereitungszeit: 5 Minuten | **Kochzeit:** 15 Minuten | **Portionen:** 2

Schwierigkeiten: Mittel

Zutaten:

- 1/2 Tasse Quinoa
- 1 Tasse Wasser
- 1 Tasse Mandelmilch
- 1 Apfel, gewürfelt
- 1 TL Zimt

Zubereitung:

1. Quinoa in einem Sieb abspülen und in einem Topf mit Wasser und Mandelmilch zum Kochen bringen.
2. Hitze reduzieren und 12-15 Minuten köcheln lassen, bis die Quinoa weich ist.
3. Apfelstücke und Zimt unterrühren und servieren.

Nährwerte (pro Portion): Kalorien: 220 | Fett: 4g | Kohlenhydrate: 40g | Protein: 6g | Zucker: 10g | Natrium: 25mg

Frühstücksvariationen für Abwechslung

15. Hirse-Pfirsich-Auflauf

Zubereitungszeit: 10 Minuten | **Kochzeit:** 30 Minuten | **Portionen:** 2

Schwierigkeiten: Mittel

Zutaten:

- 1/2 Tasse Hirse
- 1 Tasse Wasser
- 1 Tasse Mandelmilch
- 2 Pfirsiche, gewürfelt
- 1 TL Honig
- 1/2 TL Zimt

Zubereitung:

1. Hirse in einem Sieb abspülen und in einem Topf mit Wasser und Mandelmilch zum Kochen bringen.
2. Hitze reduzieren und 20 Minuten köcheln lassen.
3. Pfirsiche, Honig und Zimt unterrühren, in eine Auflaufform geben und im vorgeheizten Ofen bei 180°C für 10 Minuten backen.
4. Warm servieren.

Nährwerte (pro Portion): Kalorien: 240 | Fett: 5g | Kohlenhydrate: 45g | Protein: 6g | Zucker: 15g | Natrium: 35mg

16. Quinoa-Frühstücksriegel

Zubereitungszeit: 15 Minuten | **Kochzeit:** 25 Minuten | **Portionen:** 2

Schwierigkeiten: Mittel

Zutaten:

- 1/2 Tasse Quinoa, gekocht
- 1/4 Tasse Haferflocken
- 1/4 Tasse Apfelmus
- 1 TL Honig
- 1/2 TL Zimt

Zubereitung:

1. Alle Zutaten in einer Schüssel vermengen.
2. Die Mischung in eine mit Backpapier ausgelegte Form drücken.
3. Im vorgeheizten Ofen bei 180°C für 25 Minuten backen.
4. In Riegel schneiden und abkühlen lassen.

Nährwerte (pro Portion): Kalorien: 200 | Fett: 4g | Kohlenhydrate: 30g | Protein: 5g | Zucker: 10g | Natrium: 20mg

17. Beeren-Mandel-Müsli

Zubereitungszeit: 5 Minuten | **Kochzeit:** 0 Minuten | **Portionen:** 2

Schwierigkeiten: Einfach

Zutaten:

- 1 Tasse Naturquark
- 1/2 Tasse Beerenmischung
- 1/4 Tasse Haferflocken
- 1 TL Honig

Zubereitung:

1. Quark in Schalen füllen.
2. Beeren und Haferflocken darüber streuen.
3. Mit Honig beträufeln und sofort servieren.

Nährwerte (pro Portion): Kalorien: 150 | Fett: 3g | Kohlenhydrate: 25g | Protein: 5g | Zucker: 15g | Natrium: 50mg

18. Apfel-Zimt-Overnight Oats

Zubereitungszeit: 5 Minuten | **Kochzeit:** 0 Minuten | **Portionen:** 2

Schwierigkeiten: Einfach

Zutaten:

- 1 Tasse Haferflocken
- 1 Tasse Mandelmilch
- 1 Apfel, gewürfelt
- 1 TL Zimt
- 1 TL Honig

Zubereitung:

1. Haferflocken, Mandelmilch, Apfelstücke, Zimt und Honig in einem Glas vermengen.
2. Über Nacht im Kühlschrank ziehen lassen.
3. Am Morgen umrühren und servieren.

Nährwerte (pro Portion): Kalorien: 200 | Fett: 4g | Kohlenhydrate: 35g | Protein: 5g | Zucker: 12g | Natrium: 30mg

19. Pflaumen-Quark

Zubereitungszeit: 5 Minuten | **Kochzeit:** 0 Minuten | **Portionen:** 2

Schwierigkeiten: Einfach

Zutaten:

- 1 Tasse Magerquark
- 2 Pflaumen, gewürfelt
- 1 TL Honig
- 1/2 TL Vanilleextrakt

Zubereitung:

1. Quark, Honig und Vanilleextrakt in einer Schüssel verrühren.
2. Pflaumenstücke unterheben und servieren.

Nährwerte (pro Portion): Kalorien: 160 | Fett: 2g | Kohlenhydrate: 20g | Protein: 12g | Zucker: 15g | Natrium: 50mg

20. Kirsch-Apfel-Smoothie

Zubereitungszeit: 5 Minuten | **Kochzeit:** 0 Minuten | **Portionen:** 2

Schwierigkeiten: Einfach

Zutaten:

- 1 Apfel, gewürfelt
- 1/2 Tasse Kirschen, entsteint
- 1 Tasse Mandelmilch
- 1 TL Honig

Zubereitung:

1. Alle Zutaten in einen Mixer geben und glatt pürieren.
2. In Gläser füllen und sofort servieren.

Nährwerte (pro Portion): Kalorien: 170 | Fett: 3g | Kohlenhydrate: 35g | Protein: 3g | Zucker: 20g | Natrium: 25mg

21. Süßkartoffel-Porridge

Zubereitungszeit: 10 Minuten | **Kochzeit:** 20 Minuten | **Portionen:** 2

Schwierigkeiten: Mittel

Zutaten:

- 1 Tasse Süßkartoffelpüree
- 1 Tasse Mandelmilch
- 1/4 Tasse Haferflocken
- 1 TL Ahornsirup
- 1/2 TL Zimt

Zubereitung:

1. Süßkartoffelpüree und Mandelmilch in einem Topf zum Kochen bringen.
2. Haferflocken, Ahornsirup und Zimt hinzufügen und unter Rühren 15-20 Minuten köcheln lassen.
3. In Schalen füllen und servieren.

Nährwerte (pro Portion): Kalorien: 220 | Fett: 4g | Kohlenhydrate: 40g | Protein: 5g | Zucker: 10g | Natrium: 30mg

22. Heidelbeer-Kokos-Porridge

Zubereitungszeit: 5 Minuten | **Kochzeit:** 10 Minuten | **Portionen:** 2

Schwierigkeiten: Einfach

Zutaten:

- 1 Tasse Haferflocken
- 1/2 Tasse Kokosmilch
- 1/2 Tasse Wasser
- 1/2 Tasse Heidelbeeren
- 1 TL Honig

Zubereitung:

1. Haferflocken, Kokosmilch und Wasser in einem Topf zum Kochen bringen.
2. Heidelbeeren und Honig hinzufügen und unter Rühren 5-7 Minuten köcheln lassen.
3. In Schalen füllen und servieren.

Nährwerte (pro Portion): Kalorien: 220 | Fett: 6g | Kohlenhydrate: 35g | Protein: 4g | Zucker: 12g | Natrium: 20mg

23. Birnen-Zimt-Smoothie

Zubereitungszeit: 5 Minuten | **Kochzeit:** 0 Minuten | **Portionen:** 2

Schwierigkeiten: Einfach

Zutaten:

- 1 Birne, gewürfelt
- 1/2 Apfel, gewürfelt
- 1 Tasse Mandelmilch
- 1 TL Zimt
- 1 TL Honig

Zubereitung:

1. Alle Zutaten in einen Mixer geben und glatt pürieren.
2. In Gläser füllen und sofort servieren.

Nährwerte (pro Portion): Kalorien: 180 | Fett: 3g | Kohlenhydrate: 38g | Protein: 2g | Zucker: 20g | Natrium: 25mg

24. Erdbeer-Pfirsich-Porridge

Zubereitungszeit: 5 Minuten | **Kochzeit:** 10 Minuten | **Portionen:** 2

Schwierigkeiten: Einfach

Zutaten:

- 1 Tasse Haferflocken
- 1/2 Tasse Mandelmilch
- 1/2 Tasse Wasser
- 1/2 Tasse Erdbeeren, gewürfelt
- 1 Pfirsich, gewürfelt
- 1 TL Honig

Zubereitung:

1. Haferflocken, Mandelmilch und Wasser in einem Topf zum Kochen bringen.
2. Erdbeeren und Pfirsiche hinzufügen und unter Rühren 5-7 Minuten köcheln lassen.
3. Mit Honig süßen und in Schalen füllen.

Nährwerte (pro Portion): Kalorien: 230 | Fett: 5g | Kohlenhydrate: 40g | Protein: 5g | Zucker: 12g | Natrium: 20mg

Kapitel 5: Mittagessen-Rezepte

Schnelle Mittagessen

25. Gegrilltes Hähnchen mit Quinoa-Salat

Zubereitungszeit: 10 Minuten | **Kochzeit:** 15 Minuten | **Portionen:** 2
Schwierigkeiten: Einfach

Zutaten:
- 2 Hähnchenbrustfilets
- 1 Tasse gekochte Quinoa
- 1/2 Tasse Gurkenwürfel
- 1/2 Tasse Paprikawürfel
- 1/4 Tasse gehackte Petersilie
- 1 EL Olivenöl
- 1 TL Zitronensaft
- Salz und Pfeffer nach Geschmack

Zubereitung:
1. Hähnchenbrustfilets mit Salz und Pfeffer würzen und auf einem Grill oder in einer Grillpfanne bei mittlerer Hitze etwa 7-8 Minuten pro Seite garen, bis sie durchgebraten sind.
2. In der Zwischenzeit die Quinoa mit Gurken, Paprika und Petersilie vermischen.
3. Olivenöl und Zitronensaft hinzufügen und gut vermengen.
4. Hähnchenbrustfilets in Scheiben schneiden und zusammen mit dem Quinoa-Salat servieren.

Nährwerte (pro Portion): Kalorien: 320 | Fett: 10g | Kohlenhydrate: 28g | Protein: 30g | Zucker: 3g | Natrium: 70mg

26. Gebackener Lachs mit Spargel

Zubereitungszeit: 10 Minuten | **Kochzeit:** 20 Minuten | **Portionen:** 2

Schwierigkeiten: Einfach

Zutaten:

- 2 Lachsfilets
- 1 Bund Spargel, Enden entfernt
- 1 EL Olivenöl
- 1 TL Zitronensaft
- Salz und Pfeffer nach Geschmack

Zubereitung:

1. Den Ofen auf 200°C vorheizen.
2. Lachsfilets und Spargel auf ein Backblech legen, mit Olivenöl und Zitronensaft beträufeln, mit Salz und Pfeffer würzen.
3. Im Ofen 20 Minuten backen, bis der Lachs durchgegart und der Spargel zart ist.
4. Sofort servieren.

Nährwerte (pro Portion): Kalorien: 350 | Fett: 20g | Kohlenhydrate: 5g | Protein: 35g | Zucker: 2g | Natrium: 60mg

27. Zucchini-Nudeln mit Pesto

Zubereitungszeit: 10 Minuten | **Kochzeit:** 10 Minuten | **Portionen:** 2

Schwierigkeiten: Einfach

Zutaten:

- 2 große Zucchini, spiralisiert
- 1/4 Tasse Basilikum-Pesto
- 1/4 Tasse Kirschtomaten, halbiert
- 1 EL Olivenöl
- Salz und Pfeffer nach Geschmack

Zubereitung:

1. Zucchini-Nudeln in einer Pfanne mit Olivenöl bei mittlerer Hitze 5-7 Minuten anbraten, bis sie weich sind.
2. Pesto und Kirschtomaten hinzufügen und gut vermengen.

3. Mit Salz und Pfeffer abschmecken und sofort servieren.

Nährwerte (pro Portion): Kalorien: 200 | Fett: 15g | Kohlenhydrate: 10g | Protein: 4g | Zucker: 6g | Natrium: 50mg

28. Couscous-Gemüse-Pfanne

Zubereitungszeit: 10 Minuten | **Kochzeit:** 10 Minuten | **Portionen:** 2

Schwierigkeiten: Einfach

Zutaten:
- 1 Tasse Couscous
- 1 Tasse Gemüsebrühe
- 1/2 Tasse gewürfelte Karotten
- 1/2 Tasse gewürfelte Zucchini
- 1/2 Tasse Erbsen
- 1 EL Olivenöl
- 1 TL Zitronensaft
- Salz und Pfeffer nach Geschmack

Zubereitung:
1. Gemüsebrühe zum Kochen bringen und den Couscous hinzufügen. Vom Herd nehmen und abgedeckt 5 Minuten quellen lassen.
2. In der Zwischenzeit Olivenöl in einer Pfanne erhitzen und Karotten, Zucchini und Erbsen 5 Minuten anbraten, bis sie weich sind.
3. Couscous und Zitronensaft hinzufügen und gut vermengen.
4. Mit Salz und Pfeffer abschmecken und sofort servieren.

Nährwerte (pro Portion): Kalorien: 250 | Fett: 8g | Kohlenhydrate: 40g | Protein: 6g | Zucker: 7g | Natrium: 60mg

29. Gebackene Aubergine mit Kichererbsen

Zubereitungszeit: 10 Minuten | **Kochzeit:** 25 Minuten | **Portionen:** 2

Schwierigkeiten: Mittel

Zutaten:
- 1 große Aubergine, in Scheiben geschnitten
- 1 Tasse Kichererbsen, gekocht
- 1/4 Tasse gehackte Tomaten
- 1 EL Olivenöl
- 1 TL Kreuzkümmel
- Salz und Pfeffer nach Geschmack

Zubereitung:
1. Den Ofen auf 200 °C vorheizen.
2. Auberginenscheiben mit Olivenöl bestreichen und auf ein Backblech legen. 20 Minuten backen, bis sie weich sind.
3. In der Zwischenzeit die Kichererbsen mit Tomaten und Kreuzkümmel in einer Pfanne bei mittlerer Hitze 5 Minuten erhitzen.
4. Auberginenscheiben mit der Kichererbsen-Tomaten-Mischung belegen und sofort servieren.

Nährwerte (pro Portion): Kalorien: 220 | Fett: 8g | Kohlenhydrate: 30g | Protein: 8g | Zucker: 6g | Natrium: 70mg

30. Gegrillte Gemüse-Spieße

Zubereitungszeit: 15 Minuten | **Kochzeit:** 10 Minuten | **Portionen:** 2

Schwierigkeiten: Einfach

Zutaten:
- 1 rote Paprika, gewürfelt
- 1 gelbe Paprika, gewürfelt
- 1 Zucchini, in Scheiben geschnitten
- 1 rote Zwiebel, in Scheiben geschnitten
- 1 EL Olivenöl
- 1 TL Zitronensaft
- Salz und Pfeffer nach Geschmack

Zubereitung:

1. Gemüse auf Spieße stecken und mit Olivenöl und Zitronensaft bestreichen.
2. Auf einem Grill bei mittlerer Hitze etwa 10 Minuten grillen, dabei regelmäßig wenden.
3. Mit Salz und Pfeffer würzen und sofort servieren.

Nährwerte (pro Portion): Kalorien: 150 | Fett: 7g | Kohlenhydrate: 18g | Protein: 3g | Zucker: 9g | Natrium: 40mg

31. Gegrillter Spargel mit Zitronendressing

Zubereitungszeit: 10 Minuten | **Kochzeit:** 10 Minuten | **Portionen:** 2

Schwierigkeiten: Einfach

Zutaten:

- 1 Bund Spargel, Enden entfernt
- 1 EL Olivenöl
- 1 TL Zitronensaft
- Salz und Pfeffer nach Geschmack

Zubereitung:

1. Spargel mit Olivenöl bestreichen und auf dem Grill bei mittlerer Hitze etwa 8-10 Minuten grillen, bis er zart ist.
2. Mit Zitronensaft beträufeln und mit Salz und Pfeffer würzen.
3. Warm servieren.

Nährwerte (pro Portion): Kalorien: 80 | Fett: 7g | Kohlenhydrate: 3g | Protein: 2g | Zucker: 1g | Natrium: 20mg

32. Linsen-Tomaten-Salat

Zubereitungszeit: 10 Minuten | **Kochzeit:** 20 Minuten | **Portionen:** 2

Schwierigkeiten: Einfach

Zutaten:

- 1 Tasse gekochte grüne Linsen
- 1/2 Tasse gehackte Tomaten
- 1/4 Tasse gehackte Gurken
- 1/4 Tasse gehackte rote Zwiebel
- 1 EL Olivenöl
- 1 TL Zitronensaft
- Salz und Pfeffer nach Geschmack

Zubereitung:

1. Gekochte Linsen, Tomaten, Gurken und Zwiebel in einer Schüssel vermischen.
2. Olivenöl und Zitronensaft hinzufügen und gut umrühren.
3. Mit Salz und Pfeffer abschmecken und servieren.

Nährwerte (pro Portion): Kalorien: 220 | Fett: 6g | Kohlenhydrate: 30g | Protein: 10g | Zucker: 6g | Natrium: 40mg

33. Gebackener Blumenkohl mit Tahini-Sauce

Zubereitungszeit: 10 Minuten | **Kochzeit:** 25 Minuten | **Portionen:** 2

Schwierigkeiten: Einfach

Zutaten:

- 1 kleiner Blumenkohl, in Röschen zerteilt
- 2 EL Olivenöl
- 1 EL Tahini
- 1 TL Zitronensaft
- Salz und Pfeffer nach Geschmack

Zubereitung:

1. Den Ofen auf 200°C vorheizen.
2. Blumenkohlröschen mit Olivenöl vermischen und auf einem Backblech verteilen.
3. Im Ofen 25 Minuten backen, bis sie goldbraun und weich sind.

4. Tahini mit Zitronensaft verrühren und über den warmen Blumenkohl geben.
5. Mit Salz und Pfeffer würzen und servieren.

Nährwerte (pro Portion): Kalorien: 210 | Fett: 14g | Kohlenhydrate: 15g | Protein: 5g | Zucker: 5g | Natrium: 75mg

34. Spargel-Risotto

Zubereitungszeit: 10 Minuten | **Kochzeit:** 30 Minuten | **Portionen:** 2
Schwierigkeiten: Mittel

Zutaten:
- 1 Tasse Arborio-Reis
- 1 Bund Spargel, in Stücke geschnitten
- 1/2 Zwiebel, fein gehackt
- 1 EL Olivenöl
- 3 Tassen Gemüsebrühe
- 1 TL Zitronensaft
- Salz und Pfeffer nach Geschmack

Zubereitung:
1. Olivenöl in einem großen Topf erhitzen, Zwiebel darin anschwitzen.
2. Reis hinzufügen und kurz anrösten, bis er glasig ist.
3. Nach und nach die Gemüsebrühe hinzugeben und unter ständigem Rühren köcheln lassen.
4. Spargel in den letzten 10 Minuten der Kochzeit hinzufügen.
5. Mit Zitronensaft, Salz und Pfeffer abschmecken und cremig servieren.

Nährwerte (pro Portion): Kalorien: 320 | Fett: 7g | Kohlenhydrate: 55g | Protein: 6g | Zucker: 4g | Natrium: 60mg

35. Gegrillter Fenchel mit Ananas

Zubereitungszeit: 10 Minuten | **Kochzeit:** 20 Minuten | **Portionen:** 2

Schwierigkeiten: Einfach

Zutaten:

- 2 Fenchelknollen, in Scheiben geschnitten
- 1 Tasse Ananas, gewürfelt
- 1 EL Olivenöl
- Salz und Pfeffer nach Geschmack

Zubereitung:

1. Fenchel in eine Schüssel geben, mit Olivenöl, Salz und Pfeffer vermischen.
2. Fenchel auf einem Grill oder im Ofen bei 200°C etwa 20 Minuten grillen, bis er weich ist.
3. Mit Ananaswürfeln servieren.

Nährwerte (pro Portion): Kalorien: 180 | Fett: 7g | Kohlenhydrate: 25g | Protein: 2g | Zucker: 12g | Natrium: 25mg

36. Rote-Bete-Salat mit Apfel

Zubereitungszeit: 10 Minuten | **Kochzeit:** 0 Minuten | **Portionen:** 2

Schwierigkeiten: Einfach

Zutaten:

- 2 kleine Rote Bete, gekocht und gewürfelt
- 1 Apfel, gewürfelt
- 1 EL gehackte Petersilie
- 1 EL Olivenöl
- 1 TL Apfelessig
- Salz und Pfeffer nach Geschmack

Zubereitung:

1. Rote Bete, Apfel und Petersilie in einer Schüssel vermischen.
2. Olivenöl und Apfelessig hinzufügen und gut durchmischen.
3. Mit Salz und Pfeffer abschmecken und kalt servieren.

Nährwerte (pro Portion): Kalorien: 170 | Fett: 6g | Kohlenhydrate: 25g | Protein: 2g | Zucker: 15g | Natrium: 25mg

37. Mangold-Wraps mit Hummus

Zubereitungszeit: 10 Minuten | **Kochzeit:** 0 Minuten | **Portionen:** 2

Schwierigkeiten: Einfach

Zutaten:

- 4 große Mangoldblätter
- 1/2 Tasse Hummus
- 1/4 Tasse geriebene Karotten
- 1/4 Tasse gewürfelte Gurken
- 1/4 Tasse Kirschtomaten, halbiert

Zubereitung:

1. Mangoldblätter waschen und trocknen.
2. Hummus auf die Blätter streichen.
3. Karotten, Gurken und Kirschtomaten darauf verteilen.
4. Blätter einrollen und sofort servieren.

Nährwerte (pro Portion): Kalorien: 180 | Fett: 8g | Kohlenhydrate: 22g | Protein: 5g | Zucker: 5g | Natrium: 30mg

38. Brokkoli-Quinoa-Salat

Zubereitungszeit: 10 Minuten | **Kochzeit:** 15 Minuten | **Portionen:** 2

Schwierigkeiten: Einfach

Zutaten:

- 1 Tasse gekochte Quinoa
- 1/2 Tasse gedämpfter Brokkoli
- 1/4 Tasse gehackte rote Paprika
- 1 EL Olivenöl
- 1 TL Zitronensaft
- Salz und Pfeffer nach Geschmack

Zubereitung:

1. Quinoa, Brokkoli und Paprika in einer Schüssel vermengen.
2. Olivenöl und Zitronensaft hinzufügen und gut umrühren.
3. Mit Salz und Pfeffer abschmecken und servieren.

Nährwerte (pro Portion): Kalorien: 220 | Fett: 8g | Kohlenhydrate: 30g | Protein: 6g | Zucker: 4g | Natrium: 30mg

Mittagessen für unterwegs

39. Quinoa-Salat mit Hähnchen und Gurke

Zubereitungszeit: 10 Minuten | **Kochzeit:** 15 Minuten | **Portionen:** 2

Schwierigkeiten: Einfach

Zutaten:

- 1 Tasse gekochte Quinoa
- 2 Hähnchenbrustfilets, gegrillt und gewürfelt
- 1/2 Gurke, gewürfelt
- 1/4 Tasse gehackte rote Zwiebel
- 1 EL Olivenöl
- 1 TL Zitronensaft
- Salz und Pfeffer nach Geschmack

Zubereitung:

1. Quinoa, gewürfeltes Hähnchen, Gurke und rote Zwiebel in einer Schüssel vermischen.
2. Olivenöl, Zitronensaft, Salz und Pfeffer hinzufügen und gut umrühren.
3. In luftdichte Behälter füllen und kühl lagern.

Nährwerte (pro Portion): Kalorien: 350 | Fett: 9g | Kohlenhydrate: 40g | Protein: 30g | Zucker: 3g | Natrium: 70mg

40. Gegrilltes Gemüse-Wrap

Zubereitungszeit: 15 Minuten | **Kochzeit:** 10 Minuten | **Portionen:** 2

Schwierigkeiten: Einfach

Zutaten:

- 2 große Weizen-Tortillas (niedriger Kaliumgehalt)
- 1 rote Paprika, in Streifen geschnitten
- 1 gelbe Paprika, in Streifen geschnitten
- 1 kleine Zucchini, in Scheiben geschnitten
- 1 EL Olivenöl
- Salz und Pfeffer nach Geschmack

Zubereitung:

1. Gemüse mit Olivenöl bestreichen und auf einem Grill oder einer Grillpfanne garen, bis es weich und leicht gebräunt ist.
2. Das Gemüse auf den Tortillas verteilen, salzen und pfeffern.
3. Die Tortillas aufrollen, halbieren und in Aluminiumfolie einwickeln.

Nährwerte (pro Portion): Kalorien: 250 | Fett: 9g | Kohlenhydrate: 35g | Protein: 6g | Zucker: 5g | Natrium: 150mg

41. Linsen-Kichererbsen-Salat

Zubereitungszeit: 10 Minuten | **Kochzeit:** 0 Minuten | **Portionen:** 2

Schwierigkeiten: Einfach

Zutaten:

- 1 Tasse gekochte grüne Linsen
- 1 Tasse gekochte Kichererbsen
- 1/2 Gurke, gewürfelt
- 1/4 Tasse gehackte rote Paprika
- 1 EL Olivenöl
- 1 TL Apfelessig
- Salz und Pfeffer nach Geschmack

Zubereitung:

1. Linsen, Kichererbsen, Gurke und rote Paprika in einer Schüssel vermischen.
2. Olivenöl und Apfelessig hinzufügen und gut durchmischen.
3. Mit Salz und Pfeffer abschmecken und in luftdichte Behälter füllen.

Nährwerte (pro Portion): Kalorien: 300 | Fett: 7g | Kohlenhydrate: 45g | Protein: 15g | Zucker: 6g | Natrium: 30mg

42. Geräucherter Truthahn- und Gurken-Sandwich

Zubereitungszeit: 5 Minuten | **Kochzeit:** 0 Minuten | **Portionen:** 2

Schwierigkeiten: Einfach

Zutaten:

- 4 Scheiben Weißbrot (niedriger Kaliumgehalt)
- 4 Scheiben geräucherter Truthahn
- 1/2 Gurke, in Scheiben geschnitten
- 1 EL Senf
- Salz und Pfeffer nach Geschmack

Zubereitung:

1. Senf auf die Brotscheiben streichen.
2. Truthahnscheiben und Gurkenscheiben auf zwei Brotscheiben verteilen.
3. Mit den restlichen Brotscheiben abdecken, in Hälften schneiden und verpacken.

Nährwerte (pro Portion): Kalorien: 200 | Fett: 3g | Kohlenhydrate: 30g | Protein: 12g | Zucker: 3g | Natrium: 250mg

43. Karotten- und Selleriesticks mit Hummus

Zubereitungszeit: 10 Minuten | **Kochzeit:** 0 Minuten | **Portionen:** 2

Schwierigkeiten: Einfach

Zutaten:

- 2 Karotten, geschält und in Sticks geschnitten
- 2 Stangen Sellerie, in Sticks geschnitten
- 1/2 Tasse Hummus

Zubereitung:

1. Karotten und Sellerie vorbereiten.
2. Zusammen mit Hummus in kleine Behälter füllen.

Nährwerte (pro Portion): Kalorien: 150 | Fett: 8g | Kohlenhydrate: 16g | Protein: 5g | Zucker: 5g | Natrium: 200mg

44. Thunfischsalat auf Vollkorntoast

Zubereitungszeit: 10 Minuten | **Kochzeit:** 0 Minuten | **Portionen:** 2

Schwierigkeiten: Einfach

Zutaten:

- 1 Dose Thunfisch in Wasser, abgetropft
- 1/4 Tasse fein gehackte Sellerie
- 1/4 Tasse fein gehackte Gurke
- 1 EL Olivenöl
- 1 TL Zitronensaft
- Salz und Pfeffer nach Geschmack
- 4 Scheiben Weißbrot (niedriger Kaliumgehalt)

Zubereitung:

1. Thunfisch, Sellerie und Gurke in einer Schüssel vermischen.
2. Olivenöl und Zitronensaft hinzufügen und gut durchmischen.
3. Mit Salz und Pfeffer würzen.
4. Thunfischsalat auf die Brotscheiben verteilen und servieren.

Nährwerte (pro Portion): Kalorien: 250 | Fett: 8g | Kohlenhydrate: 30g | Protein: 15g | Zucker: 3g | Natrium: 200mg

45. Gebackene Süßkartoffel mit Kichererbsen-Füllung

Zubereitungszeit: 10 Minuten | **Kochzeit:** 45 Minuten | **Portionen:** 2

Schwierigkeiten: Mittel

Zutaten:

- 2 mittelgroße Süßkartoffeln
- 1 Tasse gekochte Kichererbsen
- 1/4 Tasse gehackte rote Zwiebel
- 1 EL Olivenöl
- 1 TL Kreuzkümmel
- Salz und Pfeffer nach Geschmack

Zubereitung:

1. Süßkartoffeln gründlich waschen und mit einer Gabel mehrmals einstechen.
2. Bei 200°C im Ofen etwa 45 Minuten backen, bis sie weich sind.
3. In der Zwischenzeit Kichererbsen mit Zwiebel, Olivenöl und Kreuzkümmel in einer Pfanne erhitzen.
4. Die gebackenen Süßkartoffeln längs einschneiden und die Kichererbsenmischung einfüllen.
5. Vor dem Servieren mit Salz und Pfeffer abschmecken.

Nährwerte (pro Portion): Kalorien: 300 | Fett: 10g | Kohlenhydrate: 45g | Protein: 6g | Zucker: 10g | Natrium: 70mg

46. Hähnchenbrust mit Mango-Salsa

Zubereitungszeit: 15 Minuten | **Kochzeit:** 20 Minuten | **Portionen:** 2

Schwierigkeiten: Mittel

Zutaten:

- 2 Hähnchenbrustfilets
- 1 reife Mango, gewürfelt
- 1/4 Tasse gehackte rote Zwiebel
- 1/4 Tasse gehackte rote Paprika
- 1 EL gehackter Koriander
- 1 TL Olivenöl
- 1 TL Zitronensaft
- Salz und Pfeffer nach Geschmack

Zubereitung:

1. Hähnchenbrustfilets mit Salz und Pfeffer würzen und in einer Pfanne mit Olivenöl bei mittlerer Hitze von jeder Seite etwa 10 Minuten garen.
2. Mango, Zwiebel, Paprika und Koriander in einer Schüssel vermischen, Olivenöl und Zitronensaft hinzufügen und gut durchmischen.
3. Die Mango-Salsa über die gebratenen Hähnchenbrüste geben und servieren.

Nährwerte (pro Portion): Kalorien: 350 | Fett: 10g | Kohlenhydrate: 30g | Protein: 35g | Zucker: 20g | Natrium: 70mg

47. Rote Linsen-Suppe

Zubereitungszeit: 10 Minuten | **Kochzeit:** 20 Minuten | **Portionen:** 2

Schwierigkeiten: Einfach

Zutaten:

- 1 Tasse rote Linsen
- 2 Tassen Gemüsebrühe (niedriger Kalium- und Natriumgehalt)
- 1/2 Tasse gehackte Karotten
- 1/2 Tasse gehackte Zwiebel
- 1 EL Olivenöl
- 1 TL gemahlener Kreuzkümmel
- Salz und Pfeffer nach Geschmack

Zubereitung:

1. Olivenöl in einem Topf erhitzen, Karotten und Zwiebel darin anschwitzen.
2. Linsen und Kreuzkümmel hinzufügen, kurz mitdünsten.
3. Mit Gemüsebrühe auffüllen und bei mittlerer Hitze 20 Minuten kochen, bis die Linsen weich sind.
4. Mit einem Stabmixer leicht pürieren, um eine dickflüssige Konsistenz zu erreichen.
5. Mit Salz und Pfeffer abschmecken und heiß servieren.

Nährwerte (pro Portion): Kalorien: 300 | Fett: 5g | Kohlenhydrate: 45g | Protein: 18g | Zucker: 6g | Natrium: 50mg

48. Gebratene Forelle mit Kräutern

Zubereitungszeit: 10 Minuten | **Kochzeit:** 10 Minuten | **Portionen:** 2

Schwierigkeiten: Mittel

Zutaten:

- 2 Forellenfilets
- 1 EL Olivenöl
- 1 TL gehackte frische Kräuter (Petersilie, Dill)
- Salz und Pfeffer nach Geschmack

Zubereitung:

1. Forellenfilets salzen und pfeffern.
2. In einer Pfanne mit Olivenöl von jeder Seite ca. 5 Minuten braten, bis sie durchgegart sind.
3. Mit frischen Kräutern bestreuen und servieren.

Nährwerte (pro Portion): Kalorien: 250 | Fett: 12g | Kohlenhydrate: 0g | Protein: 35g | Zucker: 0g | Natrium: 65mg

49. Veganes Curry mit Blumenkohl und Erbsen

Zubereitungszeit: 10 Minuten | **Kochzeit:** 20 Minuten | **Portionen:** 2

Schwierigkeiten: Mittel

Zutaten:

- 1 kleiner Blumenkohl, in Röschen geteilt
- 1 Tasse gefrorene Erbsen
- 1 EL Olivenöl
- 1/2 Zwiebel, gewürfelt
- 1 Knoblauchzehe, fein gehackt
- 1 TL Currypulver
- 1 Dose Kokosmilch
- Salz und Pfeffer nach Geschmack

Zubereitung:

1. Olivenöl in einem Topf erhitzen, Zwiebel und Knoblauch darin glasig dünsten.
2. Currypulver hinzufügen und kurz mitdünsten.
3. Blumenkohl, Erbsen und Kokosmilch hinzufügen und alles zum Kochen bringen.
4. Bei niedriger Hitze 15 Minuten köcheln lassen, bis der Blumenkohl weich ist.
5. Mit Salz und Pfeffer abschmecken und servieren.

Nährwerte (pro Portion): Kalorien: 300 | Fett: 22g | Kohlenhydrate: 20g | Protein: 5g | Zucker: 5g | Natrium: 50mg

50. Hähnchen-Tacos mit frischer Salsa

Zubereitungszeit: 15 Minuten | **Kochzeit:** 10 Minuten | **Portionen:** 2

Schwierigkeiten: Einfach

Zutaten:

- 2 Hähnchenbrustfilets, gekocht und zerzupft
- 4 Mais-Tortillas (niedriger Kaliumgehalt)
- 1/2 Tasse gehackte Tomaten
- 1/4 Tasse gehackte Zwiebel
- 1 EL gehackter Koriander
- 1 TL Olivenöl
- 1 TL Limettensaft
- Salz und Pfeffer nach Geschmack

Zubereitung:

1. Hähnchen, Tomaten, Zwiebel und Koriander in einer Schüssel vermischen.
2. Olivenöl und Limettensaft hinzufügen und gut durchmischen.
3. Die Mischung auf die erwärmten Tortillas verteilen, zusammenklappen und servieren.

Nährwerte (pro Portion): Kalorien: 300 | Fett: 9g | Kohlenhydrate: 30g | Protein: 25g | Zucker: 3g | Natrium: 70mg

51. Kichererbsen-Salat mit Gurke und Dill

Zubereitungszeit: 10 Minuten | **Kochzeit:** 0 Minuten | **Portionen:** 2

Schwierigkeiten: Einfach

Zutaten:

- 1 Tasse gekochte Kichererbsen
- 1/2 Gurke, gewürfelt
- 1/4 Tasse gehackter Dill
- 1 EL Olivenöl
- 1 TL Zitronensaft
- Salz und Pfeffer nach Geschmack

Zubereitung:

1. Kichererbsen, Gurke und Dill in einer Schüssel vermischen.
2. Olivenöl und Zitronensaft hinzufügen und gut durchmischen.
3. Mit Salz und Pfeffer abschmecken und servieren.

Nährwerte (pro Portion): Kalorien: 200 | Fett: 7g | Kohlenhydrate: 25g | Protein: 10g | Zucker: 5g | Natrium: 30mg

52. Gebratener Tofu mit Gemüse

Zubereitungszeit: 10 Minuten | **Kochzeit:** 10 Minuten | **Portionen:** 2

Schwierigkeiten: Mittel

Zutaten:

- 200g Tofu, in Würfel geschnitten
- 1 Tasse Brokkoliröschen
- 1/2 rote Paprika, in Streifen geschnitten
- 1 EL Sesamöl
- 1 TL Sojasauce (niedriger Natriumgehalt)
- Salz und Pfeffer nach Geschmack

Zubereitung:

1. Sesamöl in einer Pfanne erhitzen und den Tofu von allen Seiten goldbraun anbraten.
2. Brokkoli und rote Paprika hinzufügen und unter Rühren 5-7 Minuten garen, bis das Gemüse weich ist.
3. Sojasauce über das Gemüse träufeln und gut durchmischen.
4. Mit Salz und Pfeffer abschmecken und servieren.

Nährwerte (pro Portion): Kalorien: 250 | Fett: 15g | Kohlenhydrate: 15g | Protein: 20g | Zucker: 3g | Natrium: 100mg

Kapitel 6: Abendessen-Rezepte

Herzhafte Abendessen

53. Gegrilltes Hähnchen mit Fenchel

Zubereitungszeit: 15 Minuten | **Kochzeit:** 20 Minuten | **Portionen:** 2
Schwierigkeiten: Einfach
Zutaten:

- 2 Hähnchenbrustfilets
- 2 Fenchelknollen, in dünne Scheiben geschnitten
- 1 EL Olivenöl
- Salz und Pfeffer nach Geschmack
- Frische Kräuter nach Wahl (z.B. Thymian)

Zubereitung:

1. Hähnchenbrustfilets salzen, pfeffern und mit Olivenöl bestreichen.
2. Auf dem Grill oder in einer Grillpfanne von beiden Seiten jeweils 10 Minuten grillen, bis das Fleisch durchgegart ist.
3. Parallel dazu den Fenchel in einer weiteren Pfanne mit etwas Olivenöl und Kräutern anbraten, bis er weich und leicht karamellisiert ist.
4. Hähnchen und Fenchel zusammen servieren.

Nährwerte (pro Portion): Kalorien: 320 | Fett: 12g | Kohlenhydrate: 10g | Protein: 40g | Zucker: 5g | Natrium: 200mg

54. Lachsfilet mit Dill und Zitrone

Zubereitungszeit: 10 Minuten | **Kochzeit:** 15 Minuten | **Portionen:** 2

Schwierigkeiten: Einfach

Zutaten:

- 2 Lachsfilets
- 1 Zitrone, in Scheiben geschnitten
- 1 Bund frischer Dill
- 1 EL Olivenöl
- Salz und Pfeffer nach Geschmack

Zubereitung:

1. Lachsfilets mit Salz und Pfeffer würzen.
2. In einer Pfanne mit Olivenöl auf der Hautseite etwa 6-7 Minuten anbraten, dann wenden und Zitronenscheiben und Dill hinzufügen.
3. Weitere 7-8 Minuten garen, bis der Lachs durch ist.
4. Lachs mit der Haut nach unten und den Zitronenscheiben oben servieren.

Nährwerte (pro Portion): Kalorien: 350 | Fett: 20g | Kohlenhydrate: 6g | Protein: 35g | Zucker: 2g | Natrium: 200mg

55. Gebackene Hähnchenkeulen mit Rosmarin und Knoblauch

Zubereitungszeit: 10 Minuten | **Kochzeit:** 45 Minuten | **Portionen:** 2

Schwierigkeiten: Einfach

Zutaten:

- 4 Hähnchenkeulen
- 2 EL Olivenöl
- 4 Knoblauchzehen, gehackt
- 2 Zweige Rosmarin
- Salz und Pfeffer nach Geschmack

Zubereitung:

1. Ofen auf 200°C vorheizen.
2. Hähnchenkeulen mit Olivenöl, gehacktem Knoblauch und Rosmarin einreiben.

3. Salzen und pfeffern, dann auf ein Backblech legen.
4. Im Ofen etwa 45 Minuten backen, bis die Haut knusprig und das Fleisch vollständig durchgegart ist.

Nährwerte (pro Portion): Kalorien: 420 | Fett: 25g | Kohlenhydrate: 3g | Protein: 45g | Zucker: 0g | Natrium: 300mg

56. Türkisches Lammragout

Zubereitungszeit: 15 Minuten | **Kochzeit:** 60 Minuten | **Portionen:** 2

Schwierigkeiten: Mittel

Zutaten:
- 500g Lammfleisch, gewürfelt
- 1 große Zwiebel, gewürfelt
- 1 EL Olivenöl
- 1 TL Paprikapulver
- 1 TL Kreuzkümmel
- 500ml Gemüsebrühe (niedriger Kaliumgehalt)
- Salz und Pfeffer nach Geschmack
- Frische Petersilie, gehackt

Zubereitung:
1. Lammfleisch in einem großen Topf mit Olivenöl anbraten, bis es braun ist.
2. Zwiebel, Paprikapulver und Kreuzkümmel hinzufügen und kurz mitbraten.
3. Mit Gemüsebrühe auffüllen und zum Kochen bringen.
4. Hitze reduzieren und das Ragout 1 Stunde lang köcheln lassen.
5. Mit Salz, Pfeffer und frischer Petersilie abschmecken und servieren.

Nährwerte (pro Portion): Kalorien: 500 | Fett: 30g | Kohlenhydrate: 10g | Protein: 50g | Zucker: 5g | Natrium: 350mg

57. Gebratene Forelle mit Gemüse-Julienne

Zubereitungszeit: 10 Minuten | **Kochzeit:** 20 Minuten | **Portionen:** 2

Schwierigkeiten: Mittel

Zutaten:

- 2 Forellen, ausgenommen und gereinigt
- 1 Karotte, in dünne Streifen geschnitten
- 1 Zucchini, in dünne Streifen geschnitten
- 1 gelbe Paprika, in dünne Streifen geschnitten
- 1 EL Olivenöl
- Salz und Pfeffer nach Geschmack

Zubereitung:

1. Forellen innen und außen mit Salz und Pfeffer würzen.
2. In einer großen Pfanne Olivenöl erhitzen und die Forellen von beiden Seiten je 4-5 Minuten braten, bis sie durch sind und die Haut knusprig ist.
3. In einer zweiten Pfanne das Gemüse mit etwas zusätzlichem Olivenöl schnell anbraten, bis es noch bissfest ist.
4. Forellen mit dem Gemüse-Julienne servieren.

Nährwerte (pro Portion): Kalorien: 320 | Fett: 18g | Kohlenhydrate: 10g | Protein: 30g | Zucker: 5g | Natrium: 200mg

58. Vegetarisches Curry mit Blumenkohl und Erbsen

Zubereitungszeit: 10 Minuten | **Kochzeit:** 20 Minuten | **Portionen:** 2

Schwierigkeiten: Einfach

Zutaten:

- 1 kleiner Blumenkohl, in Röschen zerteilt
- 1 Tasse gefrorene Erbsen
- 1 Zwiebel, gewürfelt
- 2 Knoblauchzehen, fein gehackt
- 1 TL Currypulver
- 1 Dose Kokosmilch
- 1 EL Olivenöl

- Salz und Pfeffer nach Geschmack

Zubereitung:
1. In einem Topf Olivenöl erhitzen und Zwiebel und Knoblauch darin glasig dünsten.
2. Currypulver hinzufügen und kurz mitdünsten.
3. Blumenkohl und Erbsen hinzufügen, mit Kokosmilch auffüllen und zum Kochen bringen.
4. Bei mittlerer Hitze 15-20 Minuten köcheln lassen, bis der Blumenkohl weich ist.
5. Mit Salz und Pfeffer abschmecken und servieren.

Nährwerte (pro Portion): Kalorien: 300 | Fett: 22g | Kohlenhydrate: 20g | Protein: 6g | Zucker: 6g | Natrium: 150mg

59. Geschmortes Huhn mit Karotten und Lauch

Zubereitungszeit: 15 Minuten | **Kochzeit:** 45 Minuten | **Portionen:** 2

Schwierigkeiten: Mittel

Zutaten:
- 2 Hähnchenschenkel
- 2 Karotten, in Scheiben geschnitten
- 1 Stange Lauch, in Ringe geschnitten
- 1 EL Olivenöl
- 500ml Hühnerbrühe (niedriger Kalium- und Natriumgehalt)
- Salz und Pfeffer nach Geschmack
- Frische Kräuter nach Wahl (z.B. Thymian)

Zubereitung:
1. Hähnchenschenkel in einem großen Topf mit Olivenöl von allen Seiten anbraten.
2. Karotten und Lauch hinzufügen und kurz mitbraten.
3. Mit Hühnerbrühe auffüllen und zum Kochen bringen.
4. Hitze reduzieren und 45 Minuten köcheln lassen, bis das Huhn vollständig durchgegart ist.
5. Mit Salz, Pfeffer und frischen Kräutern abschmecken und servieren.

Nährwerte (pro Portion): Kalorien: 420 | Fett: 25g | Kohlenhydrate: 15g | Protein: 35g | Zucker: 5g | Natrium: 300mg

60. Gebratener Seebarsch mit Fenchel und Zitronenbutter

Zubereitungszeit: 10 Minuten | **Kochzeit:** 20 Minuten | **Portionen:** 2

Schwierigkeiten: Mittel

Zutaten:

- 2 Seebarschfilets
- 2 Fenchelknollen, in dünne Scheiben geschnitten
- 1 EL Butter (für Personen ohne strikte Phosphorrestriktion)
- 1 Zitrone, Saft und Zesten
- 1 EL Olivenöl
- Salz und Pfeffer nach Geschmack

Zubereitung:

1. Seebarschfilets salzen und pfeffern.
2. In einer Pfanne Olivenöl erhitzen und die Filets auf jeder Seite etwa 3-4 Minuten braten, bis sie knusprig sind.
3. Parallel in einer anderen Pfanne den Fenchel in etwas Olivenöl anbraten, bis er weich und leicht karamellisiert ist.
4. Butter und Zitronensaft über die Fischfilets geben und mit Fenchel servieren.

Nährwerte (pro Portion): Kalorien: 350 | Fett: 22g | Kohlenhydrate: 10g | Protein: 30g | Zucker: 5g | Natrium: 200mg

61. Hühnchen-Paprika-Pfanne mit Reis

Zubereitungszeit: 10 Minuten | **Kochzeit:** 20 Minuten | **Portionen:** 2

Schwierigkeiten: Einfach

Zutaten:

- 2 Hähnchenbrustfilets, gewürfelt
- 1 gelbe Paprika, in Streifen geschnitten
- 1 rote Paprika, in Streifen geschnitten
- 1 Tasse Reis, gekocht (achten Sie auf niedrigen Phosphor- und Kaliumgehalt)
- 1 EL Olivenöl
- Salz und Pfeffer nach Geschmack
- 1 TL Paprikapulver

Zubereitung:

1. In einer Pfanne Olivenöl erhitzen und das Hähnchen goldbraun anbraten.
2. Paprika hinzufügen und weiterbraten, bis das Gemüse weich ist.
3. Gekochten Reis und Paprikapulver hinzufügen, gut umrühren und einige Minuten zusammen köcheln lassen.
4. Mit Salz und Pfeffer abschmecken und servieren.

Nährwerte (pro Portion): Kalorien: 400 | Fett: 10g | Kohlenhydrate: 40g | Protein: 35g | Zucker: 5g | Natrium: 200mg

62. Rinderbraten mit Möhren und Pastinaken

Zubereitungszeit: 15 Minuten | **Kochzeit:** 60 Minuten | **Portionen:** 2

Schwierigkeiten: Mittel

Zutaten:

- 500g Rinderbraten
- 2 Möhren, in Scheiben geschnitten
- 2 Pastinaken, in Scheiben geschnitten
- 1 EL Olivenöl
- 500ml Rinderbrühe (niedriger Kaliumgehalt)
- Salz und Pfeffer nach Geschmack
- Frische Kräuter nach Wahl (z.B. Rosmarin)

Zubereitung:

1. Ofen auf 180°C vorheizen.
2. Rinderbraten salzen und pfeffern, dann in einem Bräter mit Olivenöl von allen Seiten scharf anbraten.
3. Möhren und Pastinaken um den Braten legen, Rinderbrühe angießen und im Ofen abgedeckt etwa 1 Stunde schmoren lassen.
4. Mit frischen Kräutern bestreuen und servieren.

Nährwerte (pro Portion): Kalorien: 500 | Fett: 30g | Kohlenhydrate: 20g | Protein: 40g | Zucker: 10g | Natrium: 300mg

63. Vegane Pilzpfanne mit Kräutern

Zubereitungszeit: 10 Minuten | **Kochzeit:** 15 Minuten | **Portionen:** 2

Schwierigkeiten: Einfach

Zutaten:

- 200g gemischte Pilze, grob gehackt
- 1 Zwiebel, gewürfelt
- 2 Knoblauchzehen, fein gehackt
- 1 EL Olivenöl
- Frische Kräuter (z.B. Thymian und Petersilie), gehackt
- Salz und Pfeffer nach Geschmack

Zubereitung:

1. Olivenöl in einer Pfanne erhitzen.
2. Zwiebel und Knoblauch darin glasig dünsten.
3. Pilze hinzufügen und bei mittlerer Hitze braten, bis sie goldbraun und weich sind.
4. Kräuter einrühren und weitere 2 Minuten kochen lassen.
5. Mit Salz und Pfeffer abschmecken und servieren.

Nährwerte (pro Portion): Kalorien: 150 | Fett: 7g | Kohlenhydrate: 15g | Protein: 6g | Zucker: 5g | Natrium: 50mg

64. Gebratene Entenbrust mit Orangensauce

Zubereitungszeit: 15 Minuten | **Kochzeit:** 25 Minuten | **Portionen:** 2

Schwierigkeiten: Mittel

Zutaten:

- 2 Entenbrustfilets
- 1 EL Olivenöl
- Saft von 1 Orange (achten Sie auf den Kaliumgehalt)
- 1 TL Honig
- Salz und Pfeffer nach Geschmack
- Einige frische Thymianzweige

Zubereitung:
1. Entenbrüste salzen und pfeffern.
2. Hautseite in einer kalten Pfanne ohne Fett auf mittlerer Stufe langsam knusprig braten, dann wenden und auf der Fleischseite kurz anbraten.
3. In den vorgeheizten Ofen bei 180°C etwa 10 Minuten fertig garen.
4. In der Zwischenzeit in der Pfanne Olivenöl, Orangensaft und Honig zu einer Sauce reduzieren.
5. Entenbrust in Scheiben schneiden, mit der Orangensauce und Thymian servieren.

Nährwerte (pro Portion): Kalorien: 400 | Fett: 25g | Kohlenhydrate: 10g | Protein: 35g | Zucker: 8g | Natrium: 200mg

65. Geschmortes Kaninchen mit Gemüse

Zubereitungszeit: 15 Minuten | **Kochzeit:** 1 Stunde 30 Minuten | **Portionen:** 2
Schwierigkeiten: Mittel
Zutaten:
- 1 ganzes Kaninchen, in Stücke geteilt
- 2 Karotten, in Scheiben geschnitten
- 2 Stangen Sellerie, in Scheiben geschnitten
- 1 Zwiebel, gewürfelt
- 2 Knoblauchzehen, fein gehackt
- 500ml Hühnerbrühe (niedriger Kaliumgehalt)
- 1 EL Olivenöl
- Frische Kräuter nach Wahl (z.B. Rosmarin)
- Salz und Pfeffer nach Geschmack

Zubereitung:
1. Kaninchenteile salzen und pfeffern, in einem großen Topf mit Olivenöl von allen Seiten anbraten.
2. Gemüse hinzufügen und kurz mitdünsten.
3. Mit Hühnerbrühe auffüllen, Kräuter hinzugeben und zum Kochen bringen.
4. Hitze reduzieren und 1 Stunde 30 Minuten köcheln lassen, bis das Fleisch sehr zart ist.
5. Mit frischen Kräutern bestreuen und servieren.

Nährwerte (pro Portion): Kalorien: 450 | Fett: 25g | Kohlenhydrate: 10g | Protein: 50g | Zucker: 5g | Natrium: 300mg

66. Garnelen mit Knoblauch und Petersilie

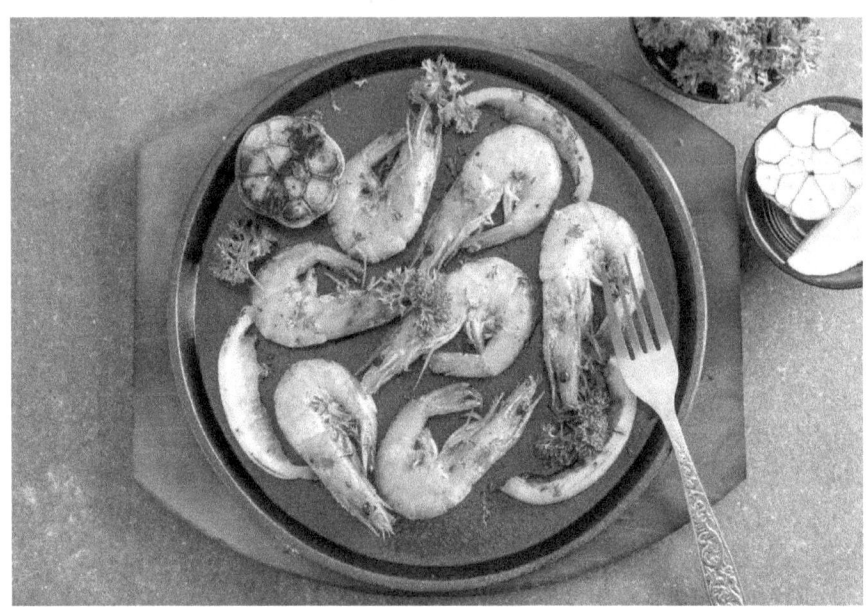

Zubereitungszeit: 10 Minuten | **Kochzeit:** 10 Minuten | **Portionen:** 2
Schwierigkeiten: Einfach

Zutaten:

- 200g Garnelen, geschält und entdarmt
- 2 Knoblauchzehen, fein gehackt
- 1 EL Olivenöl
- Frische Petersilie, gehackt
- Salz und Pfeffer nach Geschmack

Zubereitung:

1. Olivenöl in einer Pfanne erhitzen.
2. Knoblauch darin kurz anschwitzen, dann die Garnelen hinzufügen.
3. Garnelen von jeder Seite etwa 2-3 Minuten braten, bis sie rosa und vollständig durchgegart sind.
4. Mit Salz, Pfeffer und frischer Petersilie bestreuen und sofort servieren.

Nährwerte (pro Portion): Kalorien: 200 | Fett: 8g | Kohlenhydrate: 1g | Protein: 30g | Zucker: 0g | Natrium: 150mg

Leichte Abendessenoptionen

67. Zucchini-Nudeln mit Garnelen

Zubereitungszeit: 10 Minuten | **Kochzeit:** 10 Minuten | **Portionen:** 2

Schwierigkeiten: Einfach

Zutaten:

- 2 große Zucchini, spiralisiert
- 200g Garnelen, geschält und entdarmt
- 1 EL Olivenöl
- 2 Knoblauchzehen, fein gehackt
- Salz und Pfeffer nach Geschmack
- Frische Kräuter (z.B. Petersilie), gehackt

Zubereitung:

1. Olivenöl in einer Pfanne erhitzen und den Knoblauch kurz anschwitzen.
2. Garnelen hinzufügen und von jeder Seite 2-3 Minuten braten, bis sie rosa und durchgegart sind.
3. Zucchini-Nudeln hinzufügen und 2-3 Minuten mitbraten, bis sie erwärmt und leicht weich sind.
4. Mit Salz, Pfeffer und frischen Kräutern bestreuen und sofort servieren.

Nährwerte (pro Portion): Kalorien: 200 | Fett: 8g | Kohlenhydrate: 10g | Protein: 20g | Zucker: 5g | Natrium: 150mg

68. Gebratene Forelle mit Gemüsejulienne

Zubereitungszeit: 10 Minuten | **Kochzeit:** 15 Minuten | **Portionen:** 2

Schwierigkeiten: Mittel

Zutaten:

- 2 Forellenfilets
- 1 Karotte, in dünne Streifen geschnitten
- 1 Zucchini, in dünne Streifen geschnitten
- 1 EL Olivenöl
- Salz und Pfeffer nach Geschmack

Zubereitung:

1. In einer Pfanne Olivenöl erhitzen.
2. Forellenfilets salzen und pfeffern und auf der Hautseite 5-7 Minuten knusprig braten, dann wenden und weitere 2-3 Minuten fertig garen.
3. Gemüsestreifen in der gleichen Pfanne schnell anbraten, bis sie bissfest sind.
4. Forelle mit dem Gemüse servieren.

Nährwerte (pro Portion): Kalorien: 250 | Fett: 12g | Kohlenhydrate: 5g | Protein: 30g | Zucker: 3g | Natrium: 200mg

69. Hähnchenbrust mit Pilzsauce

Zubereitungszeit: 10 Minuten | **Kochzeit:** 20 Minuten | **Portionen:** 2
Schwierigkeiten: Mittel
Zutaten:

- 2 Hähnchenbrustfilets
- 200g Champignons, geschnitten
- 1 kleine Zwiebel, gewürfelt
- 1 EL Olivenöl
- 500ml Gemüsebrühe (niedriger Kalium- und Natriumgehalt)
- Salz und Pfeffer nach Geschmack

Zubereitung:

1. Hähnchenbrustfilets salzen und pfeffern.
2. In einer Pfanne Olivenöl erhitzen und die Hähnchenbrust von jeder Seite etwa 5 Minuten braten, bis sie goldbraun ist.
3. Zwiebel und Champignons hinzufügen, kurz mitbraten.
4. Mit Gemüsebrühe ablöschen und 10 Minuten köcheln lassen.
5. Die Sauce sollte leicht eindicken, dann servieren.

Nährwerte (pro Portion): Kalorien: 300 | Fett: 10g | Kohlenhydrate: 10g | Protein: 40g | Zucker: 3g | Natrium: 200mg

70. Asiatischer Gemüsesalat mit Tofu

Zubereitungszeit: 15 Minuten | **Kochzeit:** 0 Minuten | **Portionen:** 2

Schwierigkeiten: Einfach

Zutaten:

- 200g Tofu, gewürfelt
- 1 rote Paprika, in dünne Streifen geschnitten
- 1 grüne Paprika, in dünne Streifen geschnitten
- 1 Karotte, in dünne Streifen geschnitten
- 1 EL Sojasauce (niedriger Natriumgehalt)
- 1 TL Sesamöl
- Frische Kräuter (z.B. Koriander), gehackt
- 1 TL Sesamsamen

Zubereitung:

1. Tofu, Paprika, Karotte und Kräuter in einer großen Schüssel vermischen.
2. Sojasauce und Sesamöl hinzufügen und gut umrühren.
3. Mit Sesamsamen bestreuen und servieren.

Nährwerte (pro Portion): Kalorien: 200 | Fett: 10g | Kohlenhydrate: 15g | Protein: 15g | Zucker: 6g | Natrium: 200mg

71. Linsensuppe mit Spinat

Zubereitungszeit: 10 Minuten | **Kochzeit:** 30 Minuten | **Portionen:** 2

Schwierigkeiten: Einfach

Zutaten:

- 1 Tasse rote Linsen
- 2 Tassen Gemüsebrühe (niedriger Kaliumgehalt)
- 1 Tasse frischer Spinat, grob gehackt
- 1 Karotte, gewürfelt
- 1 Zwiebel, gewürfelt
- 1 Knoblauchzehe, fein gehackt
- 1 TL Olivenöl
- Salz und Pfeffer nach Geschmack

Zubereitung:

1. In einem großen Topf Olivenöl erhitzen und Zwiebel, Knoblauch und Karotte darin anbraten.
2. Linsen hinzufügen und mit Gemüsebrühe bedecken.
3. Zum Kochen bringen und 20 Minuten köcheln lassen, bis die Linsen weich sind.
4. Spinat in den letzten 5 Minuten hinzufügen und mitkochen lassen.
5. Mit Salz und Pfeffer abschmecken und heiß servieren.

Nährwerte (pro Portion): Kalorien: 250 | Fett: 5g | Kohlenhydrate: 35g | Protein: 15g | Zucker: 5g | Natrium: 200mg

72. Geräucherte Forelle auf Salatbett

Zubereitungszeit: 10 Minuten | **Kochzeit:** 0 Minuten | **Portionen:** 2
Schwierigkeiten: Einfach

Zutaten:
- 2 geräucherte Forellenfilets
- 1 Kopf Römersalat, in Streifen geschnitten
- 1/2 Gurke, in Scheiben geschnitten
- 1/4 rote Zwiebel, in dünne Scheiben geschnitten
- 1 EL Olivenöl
- 1 TL Zitronensaft
- Salz und Pfeffer nach Geschmack

Zubereitung:

1. Salat, Gurke und Zwiebel auf zwei Tellern anrichten.
2. Forellenfilets darauflegen.
3. Olivenöl und Zitronensaft darüberträufeln und mit Salz und Pfeffer würzen.
4. Sofort servieren.

Nährwerte (pro Portion): Kalorien: 200 | Fett: 12g | Kohlenhydrate: 5g | Protein: 20g | Zucker: 2g | Natrium: 150mg

73. Gegrilltes Gemüse mit Balsamico-Dressing

Zubereitungszeit: 15 Minuten | **Kochzeit:** 20 Minuten | **Portionen:** 2

Schwierigkeiten: Einfach

Zutaten:

- 1 Zucchini, längs in Scheiben geschnitten
- 1 gelbe Paprika, in Streifen geschnitten
- 1 rote Paprika, in Streifen geschnitten
- 1 Aubergine, in Scheiben geschnitten
- 1 EL Olivenöl
- 2 EL Balsamico-Essig
- Salz und Pfeffer nach Geschmack

Zubereitung:

1. Gemüse mit Olivenöl bestreichen und auf dem Grill oder in einer Grillpfanne von beiden Seiten grillen, bis es weich und leicht verkohlt ist.
2. Auf einem Teller anrichten, mit Balsamico-Essig beträufeln und mit Salz und Pfeffer würzen.
3. Sofort servieren.

Nährwerte (pro Portion): Kalorien: 150 | Fett: 7g | Kohlenhydrate: 20g | Protein: 3g | Zucker: 10g | Natrium: 50mg

74. Gegrillter Tofu mit Kräutermarinade

Zubereitungszeit: 20 Minuten (plus Marinierzeit) | **Kochzeit:** 10 Minuten | **Portionen:** 2

Schwierigkeiten: Einfach

Zutaten:

- 200g Tofu, in Scheiben geschnitten
- 2 EL Olivenöl
- 1 EL gehackte frische Kräuter (z.B. Basilikum, Thymian)
- 1 Knoblauchzehe, fein gehackt
- 1 TL Zitronensaft
- Salz und Pfeffer nach Geschmack

Zubereitung:

1. Tofu in eine Marinade aus Olivenöl, Kräutern, Knoblauch, Zitronensaft, Salz und Pfeffer legen und mindestens 1 Stunde im Kühlschrank marinieren lassen.
2. Tofu auf dem Grill oder in einer Grillpfanne von beiden Seiten je 5 Minuten grillen, bis er heiß und leicht knusprig ist.
3. Warm servieren.

Nährwerte (pro Portion): Kalorien: 250 | Fett: 18g | Kohlenhydrate: 6g | Protein: 16g | Zucker: 2g | Natrium: 100mg

75. Salat mit geräuchertem Lachs und Spargel

Zubereitungszeit: 10 Minuten | **Kochzeit:** 10 Minuten | **Portionen:** 2

Schwierigkeiten: Einfach

Zutaten:

- 200g geräucherter Lachs, in Streifen geschnitten
- 1 Bund Spargel, Enden entfernt, in Stücke geschnitten
- 1/2 Kopf Römersalat, in Streifen geschnitten
- 1 EL Olivenöl
- 1 TL Zitronensaft
- Salz und Pfeffer nach Geschmack

Zubereitung:

1. Spargel in einer Pfanne mit etwas Wasser blanchieren, bis er weich ist, dann abkühlen lassen.
2. Römersalat auf Tellern anrichten, mit Spargel und Lachs belegen.
3. Olivenöl und Zitronensaft über den Salat träufeln, mit Salz und Pfeffer würzen.
4. Sofort servieren.

Nährwerte (pro Portion): Kalorien: 200 | Fett: 9g | Kohlenhydrate: 5g | Protein: 25g | Zucker: 3g | Natrium: 200mg

Kapitel 7: Snacks und leichte Mahlzeiten

Gesunde Snacks

76. Gurken- und Karottensalat mit Zitronendressing

Zubereitungszeit: 10 Minuten | **Kochzeit:** 0 Minuten | **Portionen:** 2
Schwierigkeiten: Einfach

Zutaten:
- 1 große Gurke, in dünne Scheiben geschnitten
- 2 Karotten, geschält und in dünne Scheiben geschnitten
- 1 EL Olivenöl
- Saft einer halben Zitrone
- Salz und Pfeffer nach Geschmack

Zubereitung:
1. Gurke und Karotten in einer Schüssel mischen.
2. Olivenöl und Zitronensaft darüber geben und gut vermischen.
3. Mit Salz und Pfeffer abschmecken und servieren.

Nährwerte (pro Portion): Kalorien: 100 | Fett: 7g | Kohlenhydrate: 10g | Protein: 2g | Zucker: 5g | Natrium: 50mg

77. Gekochte Edamame mit Meersalz

Zubereitungszeit: 5 Minuten | **Kochzeit:** 5 Minuten | **Portionen:** 2
Schwierigkeiten: Einfach

Zutaten:
- 200g Edamame (frisch oder gefroren)
- Meersalz nach Geschmack

Zubereitung:
1. Edamame in einem Topf mit kochendem Wasser 5 Minuten garen.
2. Abtropfen lassen und leicht mit Meersalz bestreuen.
3. Warm oder kalt servieren.

Nährwerte (pro Portion): Kalorien: 120 | Fett: 5g | Kohlenhydrate: 10g | Protein: 11g | Zucker: 2g | Natrium: 100mg

78. Gegrillte Paprikastreifen mit Knoblauch und Petersilie

Zubereitungszeit: 10 Minuten | **Kochzeit:** 10 Minuten | **Portionen:** 2

Schwierigkeiten: Einfach

Zutaten:

- 2 rote Paprika, in Streifen geschnitten
- 1 Knoblauchzehe, fein gehackt
- 1 EL Olivenöl
- Frische Petersilie, gehackt
- Salz und Pfeffer nach Geschmack

Zubereitung:

1. Paprika mit Olivenöl und Knoblauch mischen und auf einem Grill oder einer Grillpfanne garen, bis sie weich und leicht verkohlt sind.
2. Mit Petersilie, Salz und Pfeffer bestreuen und servieren.

Nährwerte (pro Portion): Kalorien: 100 | Fett: 7g | Kohlenhydrate: 9g | Protein: 2g | Zucker: 6g | Natrium: 50mg

79. Gekochte Artischocken mit Zitronen-Aioli

Zubereitungszeit: 10 Minuten | **Kochzeit:** 40 Minuten | **Portionen:** 2

Schwierigkeiten: Mittel

Zutaten:

- 2 Artischocken
- 1 EL Olivenöl
- Saft einer halben Zitrone
- 1 Knoblauchzehe, fein gehackt
- Salz und Pfeffer nach Geschmack

Zubereitung:

1. Artischocken gründlich waschen und die Spitzen abschneiden.
2. In einem Topf mit Wasser und etwas Zitronensaft etwa 30-40 Minuten kochen, bis die Blätter sich leicht lösen lassen.
3. Für die Aioli, Olivenöl mit Zitronensaft und Knoblauch mischen.
4. Artischocken mit der Aioli servieren.

Nährwerte (pro Portion): Kalorien: 150 | Fett: 10g | Kohlenhydrate: 14g | Protein: 5g | Zucker: 1g | Natrium: 100mg

80. Süßkartoffelchips im Ofen gebacken

Zubereitungszeit: 10 Minuten | **Kochzeit:** 20 Minuten | **Portionen:** 2

Schwierigkeiten: Einfach

Zutaten:

- 1 große Süßkartoffel, dünn geschnitten
- 1 EL Olivenöl
- Salz und Pfeffer nach Geschmack

Zubereitung:

1. Süßkartoffelscheiben mit Olivenöl bestreichen und auf einem mit Backpapier ausgelegten Backblech verteilen.
2. Bei 200°C etwa 20 Minuten backen, bis sie knusprig sind.
3. Mit Salz und Pfeffer bestreuen und servieren.

Nährwerte (pro Portion): Kalorien: 140 | Fett: 7g | Kohlenhydrate: 18g | Protein: 2g | Zucker: 5g | Natrium: 50mg

81. Sellerie- und Karottensticks mit hausgemachtem Hummus

Zubereitungszeit: 15 Minuten | **Kochzeit:** 0 Minuten | **Portionen:** 2

Schwierigkeiten: Einfach

Zutaten:

- 2 Stangen Sellerie, in Sticks geschnitten
- 2 Karotten, in Sticks geschnitten
- 1 Dose Kichererbsen, abgetropft und gespült
- 1 Knoblauchzehe, fein gehackt
- 2 EL Olivenöl
- Saft einer halben Zitrone
- Salz und Pfeffer nach Geschmack

Zubereitung:

1. Für den Hummus Kichererbsen, Knoblauch, Olivenöl und Zitronensaft in einem Mixer pürieren, bis eine glatte Masse entsteht.
2. Mit Salz und Pfeffer abschmecken.
3. Sellerie- und Karottensticks mit dem Hummus servieren.

Nährwerte (pro Portion): Kalorien: 200 | Fett: 10g | Kohlenhydrate: 20g | Protein: 6g | Zucker: 5g | Natrium: 100mg

82. Gurkenröllchen mit Räucherlachs

Zubereitungszeit: 15 Minuten | **Kochzeit:** 0 Minuten | **Portionen:** 2

Schwierigkeiten: Mittel

Zutaten:

- 1 große Gurke, längs in dünne Scheiben geschnitten
- 100g Räucherlachs
- Frische Kräuter nach Wahl, fein gehackt
- 1 TL Olivenöl
- Salz und Pfeffer nach Geschmack

Zubereitung:

1. Gurkenscheiben auf einer flachen Oberfläche auslegen.

2. Jede Scheibe mit einem Stück Räucherlachs und gehackten Kräutern belegen.
3. Vorsichtig aufrollen, mit Olivenöl beträufeln und mit Salz und Pfeffer würzen.
4. Kalt servieren.

Nährwerte (pro Portion): Kalorien: 120 | Fett: 5g | Kohlenhydrate: 5g | Protein: 15g | Zucker: 2g | Natrium: 200mg

83. Geröstete Kichererbsen

Zubereitungszeit: 5 Minuten | **Kochzeit:** 20 Minuten | **Portionen:** 2
Schwierigkeiten: Einfach
Zutaten:

- 1 Dose Kichererbsen, abgetropft, gespült und getrocknet
- 1 EL Olivenöl
- 1 TL Paprikapulver
- Salz und Pfeffer nach Geschmack

Zubereitung:

1. Kichererbsen mit Olivenöl und Paprikapulver vermischen.
2. Auf einem Backblech verteilen und bei 200°C 20 Minuten rösten, bis sie knusprig sind.
3. Mit Salz und Pfeffer bestreuen und servieren.

Nährwerte (pro Portion): Kalorien: 150 | Fett: 7g | Kohlenhydrate: 18g | Protein: 6g | Zucker: 0g | Natrium: 200mg

84. Gegrillte Auberginenscheiben mit Kräutern

Zubereitungszeit: 10 Minuten | **Kochzeit:** 10 Minuten | **Portionen:** 2
Schwierigkeiten: Einfach
Zutaten:

- 1 Aubergine, in Scheiben geschnitten
- 1 EL Olivenöl
- Frische Kräuter (z.B. Basilikum und Oregano), fein gehackt
- Salz und Pfeffer nach Geschmack

Zubereitung:

1. Auberginenscheiben mit Olivenöl bestreichen und auf einem Grill oder in einer Grillpfanne von beiden Seiten grillen, bis sie weich und leicht verkohlt sind.
2. Mit Kräutern, Salz und Pfeffer bestreuen und servieren.

Nährwerte (pro Portion): Kalorien: 100 | Fett: 7g | Kohlenhydrate: 9g | Protein: 2g | Zucker: 5g | Natrium: 50mg

Einfache leichte Mahlzeiten

85. Gegrillter Lachs mit Dill-Gurkensalat

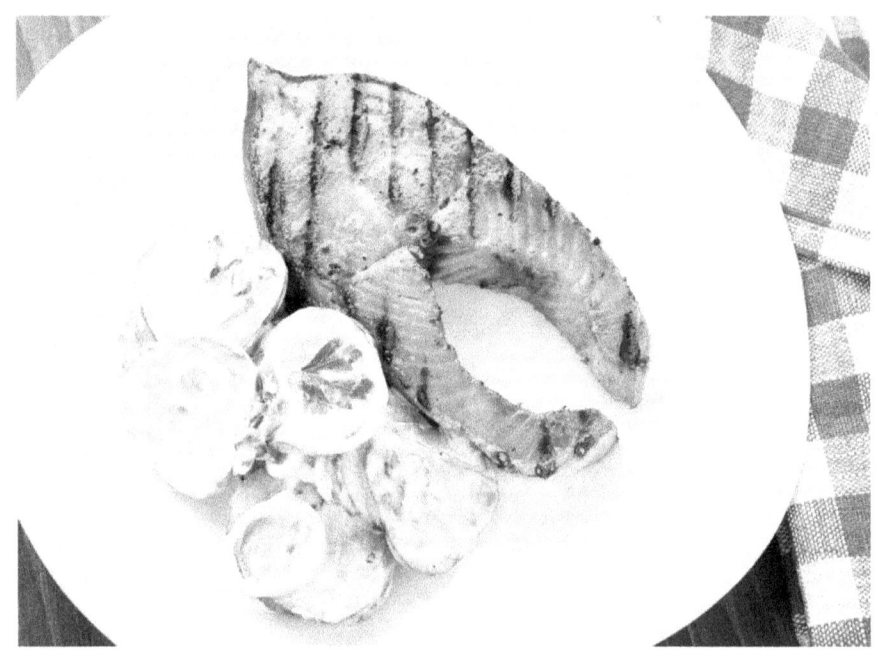

Zubereitungszeit: 10 Minuten | **Kochzeit:** 10 Minuten | **Portionen:** 2

Schwierigkeiten: Einfach

Zutaten:

- 2 Lachsfilets
- 1 große Gurke, in dünne Scheiben geschnitten
- 1 EL Olivenöl
- Frischer Dill, gehackt
- Salz und Pfeffer nach Geschmack
- Zitronensaft zum Beträufeln

Zubereitung:

1. Lachsfilets mit Olivenöl bestreichen, salzen und pfeffern.
2. Auf dem Grill oder in einer Grillpfanne von jeder Seite ca. 5 Minuten garen.
3. Gurkenscheiben mit Dill, Salz, Pfeffer und einem Spritzer Zitronensaft mischen.
4. Lachs mit dem Gurkensalat servieren.

Nährwerte (pro Portion): Kalorien: 280 | Fett: 18g | Kohlenhydrate: 4g | Protein: 25g | Zucker: 2g | Natrium: 75mg

86. Hühnchen-Wraps mit Mango und frischem Gemüse

Zubereitungszeit: 15 Minuten | **Kochzeit:** 10 Minuten | **Portionen:** 2

Schwierigkeiten: Einfach

Zutaten:

- 2 Hähnchenbrustfilets, gekocht und in Streifen geschnitten
- 1 reife Mango, gewürfelt
- 1/2 Gurke, in dünne Streifen geschnitten
- 4 große Salatblätter
- 1 EL Olivenöl
- Salz und Pfeffer nach Geschmack

Zubereitung:

1. Hähnchen in Olivenöl anbraten, salzen und pfeffern.
2. Gemüse und Mango mit den Hähnchenstreifen mischen.
3. Die Mischung in Salatblätter wickeln und als Wraps servieren.

Nährwerte (pro Portion): Kalorien: 250 | Fett: 9g | Kohlenhydrate: 15g | Protein: 30g | Zucker: 10g | Natrium: 70mg

87. Zucchini-Spaghetti mit Kirschtomaten

Zubereitungszeit: 10 Minuten | **Kochzeit:** 10 Minuten | **Portionen:** 2

Schwierigkeiten: Einfach

Zutaten:

- 2 große Zucchini, spiralisiert
- 1 Tasse Kirschtomaten, halbiert
- 1 EL Olivenöl
- Salz und Pfeffer nach Geschmack
- Frische Basilikumblätter

Zubereitung:

1. Zucchini-Nudeln in einer Pfanne mit Olivenöl 5 Minuten anbraten.
2. Kirschtomaten hinzufügen und weitere 5 Minuten kochen.
3. Mit Salz, Pfeffer und frischem Basilikum servieren.

Nährwerte (pro Portion): Kalorien: 120 | Fett: 7g | Kohlenhydrate: 12g | Protein: 3g | Zucker: 6g | Natrium: 30mg

88. Türkische Linsensuppe

Zubereitungszeit: 10 Minuten | **Kochzeit:** 30 Minuten | **Portionen:** 2

Schwierigkeiten: Einfach

Zutaten:

- 1 Tasse rote Linsen
- 1 Zwiebel, gewürfelt
- 1 Karotte, gewürfelt
- 1 EL Olivenöl
- 1 TL gemahlener Kreuzkümmel
- 4 Tassen Gemüsebrühe (niedriger Kaliumgehalt)
- Salz und Pfeffer nach Geschmack

Zubereitung:

1. Olivenöl in einem Topf erhitzen, Zwiebel und Karotte anbraten.
2. Linsen und Kreuzkümmel hinzufügen, kurz mitbraten.
3. Mit Gemüsebrühe auffüllen und etwa 30 Minuten köcheln lassen, bis die Linsen weich sind.
4. Mit einem Stabmixer pürieren, abschmecken und servieren.

Nährwerte (pro Portion): Kalorien: 240 | Fett: 5g | Kohlenhydrate: 35g | Protein: 15g | Zucker: 5g | Natrium: 70mg

89. Karotten- und Apfelsalat

Zubereitungszeit: 10 Minuten | **Kochzeit:** 0 Minuten | **Portionen:** 2

Schwierigkeiten: Einfach

Zutaten:

- 2 Karotten, geschält und geraspelt
- 1 Apfel, geschält und geraspelt
- 1 EL Olivenöl
- Saft einer halben Zitrone
- Salz und Pfeffer nach Geschmack

Zubereitung:

1. Karotten und Apfel in einer Schüssel vermischen.
2. Olivenöl und Zitronensaft hinzufügen, gut umrühren.
3. Mit Salz und Pfeffer abschmecken und kalt servieren.

Nährwerte (pro Portion): Kalorien: 120 | Fett: 7g | Kohlenhydrate: 15g | Protein: 1g | Zucker: 10g | Natrium: 50mg

90. Hühnchen und Gemüse Spieße

Zubereitungszeit: 15 Minuten | **Kochzeit:** 10 Minuten | **Portionen:** 2

Schwierigkeiten: Einfach

Zutaten:

- 200g Hühnchenbrust, in Würfel geschnitten
- 1 Zucchini, in Scheiben geschnitten
- 1 rote Paprika, in Stücke geschnitten
- 1 EL Olivenöl
- Salz und Pfeffer nach Geschmack

Zubereitung:

1. Hühnchen, Zucchini und Paprika abwechselnd auf Spieße stecken.
2. Mit Olivenöl bestreichen, salzen und pfeffern.
3. Auf dem Grill oder in einer Grillpfanne von allen Seiten garen, bis das Hühnchen durchgegart ist.
4. Warm servieren.

Nährwerte (pro Portion): Kalorien: 200 | Fett: 7g | Kohlenhydrate: 5g | Protein: 30g | Zucker: 2g | Natrium: 100mg

91. Gurkenröllchen mit Karottenstreifen

Zubereitungszeit: 15 Minuten | **Kochzeit:** 0 Minuten | **Portionen:** 2

Schwierigkeiten: Mittel

Zutaten:

- 1 große Gurke, längs in dünne Scheiben geschnitten
- 2 Karotten, in dünne Streifen geschnitten
- 1 EL Olivenöl
- Salz und Pfeffer nach Geschmack

Zubereitung:

1. Gurkenscheiben auf einer flachen Oberfläche auslegen.
2. Karottenstreifen auf den Gurkenscheiben verteilen.
3. Gurkenscheiben vorsichtig aufrollen, mit Olivenöl beträufeln und mit Salz und Pfeffer würzen.
4. Kalt servieren.

Nährwerte (pro Portion): Kalorien: 100 | Fett: 7g | Kohlenhydrate: 10g | Protein: 2g | Zucker: 6g | Natrium: 50mg

92. Gegrillte Hähnchenstreifen mit frischem Basilikum

Zubereitungszeit: 10 Minuten | **Kochzeit:** 10 Minuten | **Portionen:** 2

Schwierigkeiten: Einfach

Zutaten:

- 200g Hähnchenbrust, in Streifen geschnitten
- 1 EL Olivenöl
- Frischer Basilikum, gehackt
- Salz und Pfeffer nach Geschmack

Zubereitung:

1. Hähnchenstreifen mit Olivenöl bestreichen und salzen und pfeffern.
2. Auf dem Grill oder in einer Grillpfanne von allen Seiten garen, bis das Hähnchen durchgegart ist.
3. Mit frischem Basilikum bestreuen und warm servieren.

Nährwerte (pro Portion): Kalorien: 180 | Fett: 5g | Kohlenhydrate: 0g | Protein: 30g | Zucker: 0g | Natrium: 75mg

Kapitel 8: Desserts und Getränke

Nierendiät-freundliche Desserts

93. Apfel-Zimt-Compote

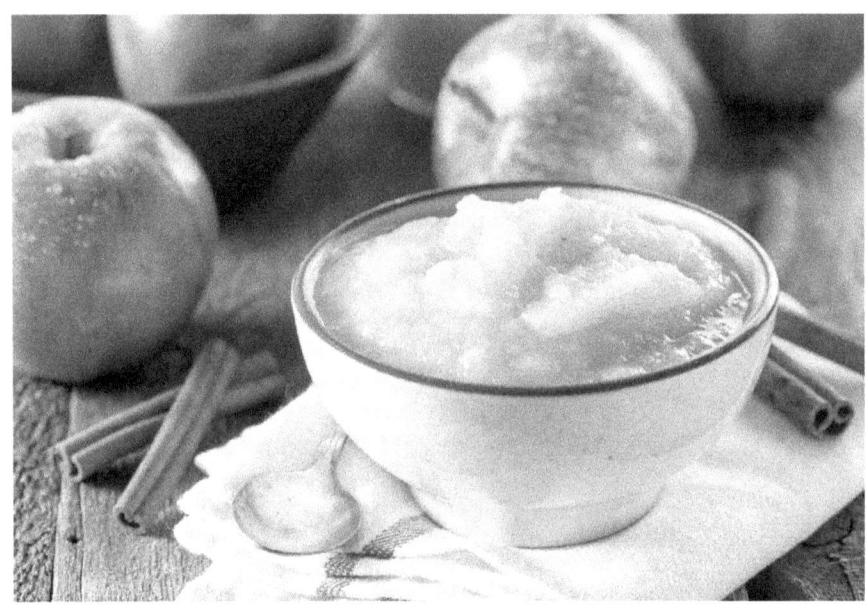

Zubereitungszeit: 10 Minuten | **Kochzeit:** 20 Minuten | **Portionen:** 2
Schwierigkeiten: Einfach
Zutaten:

- 2 Äpfel, geschält, entkernt und gewürfelt
- 1/2 TL Zimt
- 1 TL Honig
- 1/2 Tasse Wasser

Zubereitung:

1. Äpfel, Zimt, Honig und Wasser in einem Topf geben.
2. Zum Kochen bringen, dann die Hitze reduzieren und 20 Minuten köcheln lassen, bis die Äpfel weich sind und eine dickflüssige Sauce entstanden ist.
3. Warm oder kalt servieren.

Nährwerte (pro Portion): Kalorien: 100 | Fett: 0g | Kohlenhydrate: 25g | Protein: 0g | Zucker: 20g | Natrium: 10mg

94. Birnen-Crumble ohne Nüsse

Zubereitungszeit: 15 Minuten | **Kochzeit:** 25 Minuten | **Portionen:** 2
Schwierigkeiten: Mittel
Zutaten:

- 2 Birnen, geschält und in Scheiben geschnitten
- 1/4 Tasse Haferflocken
- 1 EL brauner Zucker
- 1/2 TL gemahlener Zimt
- 1 EL Margarine

Zubereitung:

1. Birnen in eine Auflaufform geben.
2. Haferflocken, braunen Zucker, Zimt und Margarine in einer Schüssel mischen, bis die Mischung krümelig ist.
3. Über die Birnen streuen.
4. Bei 180°C 25 Minuten backen, bis die Oberseite goldbraun ist.
5. Warm servieren.

Nährwerte (pro Portion): Kalorien: 200 | Fett: 6g | Kohlenhydrate: 35g | Protein: 2g | Zucker: 25g | Natrium: 50mg

95. Erdbeer-Sorbet

Zubereitungszeit: 15 Minuten | **Kochzeit:** 0 Minuten (plus Gefrierzeit) | **Portionen:** 2
Schwierigkeiten: Einfach
Zutaten:

- 2 Tassen Erdbeeren, frisch oder gefroren
- 1/2 Tasse Wasser
- 2 EL Zucker

Zubereitung:

1. Erdbeeren, Wasser und Zucker in einem Mixer pürieren.
2. Die Mischung in eine flache Schale geben und mindestens 4 Stunden einfrieren.
3. Vor dem Servieren leicht antauen lassen und erneut kurz durchmixen, um die Sorbet-Textur zu erreichen.

Nährwerte (pro Portion): Kalorien: 120 | Fett: 0g | Kohlenhydrate: 30g | Protein: 1g | Zucker: 28g | Natrium: 5mg

96. Gekühlte Melonen-Suppe

Zubereitungszeit: 10 Minuten | **Kochzeit:** 0 Minuten | **Portionen:** 2
Schwierigkeiten: Einfach

Zutaten:

- 1/2 Honigmelone, entkernt und gewürfelt
- 1/2 Tasse kaltes Wasser
- 1 TL Limettensaft
- 1 TL Honig
- Minzblätter zur Garnierung

Zubereitung:

1. Melone, Wasser, Limettensaft und Honig in einem Mixer glatt pürieren.
2. Die Suppe in Schalen füllen und kalt stellen.
3. Mit Minzblättern garnieren und kalt servieren.

Nährwerte (pro Portion): Kalorien: 100 | Fett: 0g | Kohlenhydrate: 25g | Protein: 1g | Zucker: 22g | Natrium: 10mg

97. Gegrillte Pfirsiche mit Honig

Zubereitungszeit: 5 Minuten | **Kochzeit:** 10 Minuten | **Portionen:** 2
Schwierigkeiten: Einfach

Zutaten:

- 2 Pfirsiche, halbiert und entsteint
- 1 EL Honig

- Zimt zum Bestreuen

Zubereitung:
1. Pfirsiche auf dem Grill oder in einer Grillpfanne mit der Schnittfläche nach unten etwa 5 Minuten grillen, bis Grillspuren sichtbar sind.
2. Wenden, mit Honig beträufeln und mit Zimt bestreuen.
3. Weitere 5 Minuten grillen, bis sie weich sind.
4. Warm servieren.

Nährwerte (pro Portion): Kalorien: 90 | Fett: 0g | Kohlenhydrate: 20g | Protein: 1g | Zucker: 19g | Natrium: 0mg

98. Frische Beeren mit Minze

Zubereitungszeit: 5 Minuten | **Kochzeit:** 0 Minuten | **Portionen:** 2
Schwierigkeiten: Einfach

Zutaten:
- 1 Tasse gemischte Beeren (Erdbeeren, Blaubeeren, Himbeeren)
- Frische Minzblätter, gehackt
- 1 TL Honig

Zubereitung:
1. Beeren in einer Schüssel mit Minze und Honig mischen.
2. Sofort servieren oder kalt stellen, um die Aromen zu intensivieren.

Nährwerte (pro Portion): Kalorien: 70 | Fett: 0g | Kohlenhydrate: 17g | Protein: 1g | Zucker: 15g | Natrium: 5mg

99. Wassermelonen-Feta-Salat

Zubereitungszeit: 10 Minuten | **Kochzeit:** 0 Minuten | **Portionen:** 2
Schwierigkeiten: Einfach

Zutaten:
- 2 Tassen Wassermelonenwürfel
- 1/4 Tasse Feta (optional, wenn erlaubt, sonst weglassen)
- 1 EL Olivenöl

- Frische Minze, gehackt
- Schwarzer Pfeffer nach Geschmack

Zubereitung:

1. Wassermelonenwürfel in einer Schüssel mit Minze und Olivenöl vermischen.
2. Mit Feta bestreuen (falls verwendet) und mit schwarzem Pfeffer würzen.
3. Kalt servieren.

Nährwerte (pro Portion): Kalorien: 120 | Fett: 7g | Kohlenhydrate: 15g | Protein: 2g | Zucker: 12g | Natrium: 50mg

100. Mango-Lassi (Milchproduktfrei)

Zubereitungszeit: 10 Minuten | **Kochzeit:** 0 Minuten | **Portionen:** 2

Schwierigkeiten: Einfach

Zutaten:

- 1 reife Mango, geschält und gewürfelt
- 1 Tasse Kokosmilch
- 1/2 Tasse kaltes Wasser
- 1 EL Honig
- Eine Prise gemahlener Kardamom

Zubereitung:

1. Alle Zutaten in einem Mixer glatt pürieren.
2. Kalt servieren, eventuell mit einem Minzblatt garnieren.

Nährwerte (pro Portion): Kalorien: 150 | Fett: 10g | Kohlenhydrate: 15g | Protein: 2g | Zucker: 13g | Natrium: 15mg

101. Gebackene Apfelscheiben mit Zimt

Zubereitungszeit: 5 Minuten | **Kochzeit:** 15 Minuten | **Portionen:** 2

Schwierigkeiten: Einfach

Zutaten:

- 2 Äpfel, entkernt und in dünne Scheiben geschnitten
- 1/2 TL Zimt

- 1 EL Honig

Zubereitung:

1. Apfelscheiben auf ein mit Backpapier ausgelegtes Backblech legen.
2. Mit Zimt bestreuen und Honig darüberträufeln.
3. Bei 180°C 15 Minuten backen, bis die Äpfel weich sind.
4. Warm oder kalt servieren.

Nährwerte (pro Portion): Kalorien: 110 | Fett: 0g | Kohlenhydrate: 28g | Protein: 0g | Zucker: 22g | Natrium: 5mg

102. Kühler Erdbeer-Minz-Tee

Zubereitungszeit: 10 Minuten | **Kochzeit:** 5 Minuten | **Portionen:** 2
Schwierigkeiten: Einfach
Zutaten:

- 1 Tasse frische Erdbeeren, halbiert
- 2 Tassen Wasser
- 1/2 Tasse frische Minzblätter
- 2 Teebeutel (z.B. Grüner Tee)
- 1 EL Honig

Zubereitung:

1. Wasser zum Kochen bringen und über die Teebeutel gießen.
2. Minzblätter und Erdbeeren hinzufügen und 5 Minuten ziehen lassen.
3. Honig einrühren, abkühlen lassen und kalt servieren.

Nährwerte (pro Portion): Kalorien: 50 | Fett: 0g | Kohlenhydrate: 12g | Protein: 0g | Zucker: 11g | Natrium: 10mg

Gesunde Getränkeoptionen

103. Gurken-Minz-Wasser

Zubereitungszeit: 5 Minuten | **Kochzeit:** 0 Minuten | **Portionen:** 2

Schwierigkeiten: Einfach

Zutaten:

- 1 große Gurke, in Scheiben geschnitten
- 10 frische Minzblätter
- 1 Liter Wasser

Zubereitung:

1. Gurkenscheiben und Minzblätter in eine große Karaffe geben.
2. Mit Wasser auffüllen und mindestens 1 Stunde kühlen, damit die Aromen sich entfalten können.
3. Kalt servieren.

Nährwerte (pro Portion): Kalorien: 0 | Fett: 0g | Kohlenhydrate: 0g | Protein: 0g | Zucker: 0g | Natrium: 0mg

104. Karotten-Ingwer-Tee

Zubereitungszeit: 10 Minuten | **Kochzeit:** 5 Minuten | **Portionen:** 2

Schwierigkeiten: Einfach

Zutaten:

- 2 Karotten, geschält und grob gehackt
- 2 cm frischer Ingwer, geschält und gehackt
- 500 ml Wasser

Zubereitung:

1. Wasser zum Kochen bringen.
2. Karotten und Ingwer hinzufügen und 5 Minuten köcheln lassen.
3. Durch ein Sieb gießen und warm servieren.

Nährwerte (pro Portion): Kalorien: 25 | Fett: 0g | Kohlenhydrate: 6g | Protein: 1g | Zucker: 3g | Natrium: 40mg

105. Kühler Zitronen-Lavendel-Tee

Zubereitungszeit: 10 Minuten | **Kochzeit:** 5 Minuten | **Portionen:** 2

Schwierigkeiten: Einfach

Zutaten:

- 1 EL getrocknete Lavendelblüten
- Saft einer Zitrone
- 500 ml Wasser
- 1 TL Honig (optional)

Zubereitung:

1. Wasser zum Kochen bringen.
2. Lavendelblüten hinzufügen und vom Herd nehmen.
3. 5 Minuten ziehen lassen, dann durch ein Sieb gießen.
4. Zitronensaft und optional Honig hinzufügen.
5. Kühlen und kalt servieren.

Nährwerte (pro Portion): Kalorien: 10 | Fett: 0g | Kohlenhydrate: 3g | Protein: 0g | Zucker: 3g (wenn Honig verwendet wird) | Natrium: 0mg

106. Frischer Gurken-Kiwi-Smoothie

Zubereitungszeit: 5 Minuten | **Kochzeit:** 0 Minuten | **Portionen:** 2

Schwierigkeiten: Einfach

Zutaten:

- 1 große Gurke, geschält und gewürfelt
- 2 Kiwis, geschält und gewürfelt
- 500 ml kaltes Wasser
- Eiswürfel

Zubereitung:

1. Gurke, Kiwi und Wasser in einem Mixer pürieren.
2. Eiswürfel hinzufügen und nochmals kurz mixen.
3. Sofort servieren.

Nährwerte (pro Portion): Kalorien: 50 | Fett: 0g | Kohlenhydrate: 12g | Protein: 1g | Zucker: 9g | Natrium: 5mg

107. Apfel-Zimt-Infusion

Zubereitungszeit: 5 Minuten | **Kochzeit:** 5 Minuten | **Portionen:** 2

Schwierigkeiten: Einfach

Zutaten:

- 1 Apfel, geschält, entkernt und in dünne Scheiben geschnitten
- 1 Zimtstange
- 500 ml Wasser

Zubereitung:

1. Wasser zum Kochen bringen.
2. Apfelscheiben und Zimtstange hinzufügen und 5 Minuten köcheln lassen.
3. Durch ein Sieb gießen und warm oder gekühlt servieren.

Nährwerte (pro Portion): Kalorien: 30 | Fett: 0g | Kohlenhydrate: 8g | Protein: 0g | Zucker: 7g | Natrium: 0mg

108. Blaubeer-Basilikum-Wasser

Zubereitungszeit: 5 Minuten | **Kochzeit:** 0 Minuten | **Portionen:** 2

Schwierigkeiten: Einfach

Zutaten:

- 1 Tasse Blaubeeren
- 10 Basilikumblätter
- 1 Liter Wasser

Zubereitung:

1. Blaubeeren und Basilikum in eine große Karaffe geben.
2. Mit Wasser auffüllen und mindestens 2 Stunden im Kühlschrank ziehen lassen.
3. Kalt servieren.

Nährwerte (pro Portion): Kalorien: 40 | Fett: 0g | Kohlenhydrate: 10g | Protein: 0g | Zucker: 7g | Natrium: 10mg

109. Granatapfel-Minz-Tee

Zubereitungszeit: 10 Minuten | **Kochzeit:** 5 Minuten | **Portionen:** 2

Schwierigkeiten: Einfach

Zutaten:

- Saft von 1 Granatapfel
- 10 frische Minzblätter
- 500 ml Wasser
- 1 TL Honig (optional)

Zubereitung:

1. Wasser zum Kochen bringen.
2. Minzblätter hinzufügen und 5 Minuten ziehen lassen.
3. Granatapfelsaft und optional Honig hinzufügen.
4. Durch ein Sieb gießen und kalt servieren.

Nährwerte (pro Portion): Kalorien: 60 | Fett: 0g | Kohlenhydrate: 14g | Protein: 0g | Zucker: 13g | Natrium: 5mg

110. Himbeer-Limetten-Wasser

Zubereitungszeit: 5 Minuten | **Kochzeit:** 0 Minuten | **Portionen:** 2

Schwierigkeiten: Einfach

Zutaten:

- 1 Tasse Himbeeren
- Saft einer Limette
- 1 Liter Wasser

Zubereitung:

1. Himbeeren und Limettensaft in eine Karaffe geben.
2. Mit Wasser auffüllen und mindestens 1 Stunde im Kühlschrank ziehen lassen.
3. Kalt servieren.

Nährwerte (pro Portion): Kalorien: 30 | Fett: 0g | Kohlenhydrate: 7g | Protein: 0g | Zucker: 5g | Natrium: 5mg

111. Erdbeer-Kamillen-Tee

Zubereitungszeit: 10 Minuten | **Kochzeit:** 5 Minuten | **Portionen:** 2

Schwierigkeiten: Einfach

Zutaten:

- 1 Tasse frische Erdbeeren, halbiert
- 2 Kamillenteebeutel
- 500 ml Wasser

Zubereitung:

1. Wasser zum Kochen bringen.
2. Teebeutel und Erdbeeren hinzufügen und 5 Minuten ziehen lassen.
3. Durch ein Sieb gießen und warm oder gekühlt servieren.

Nährwerte (pro Portion): Kalorien: 20 | Fett: 0g | Kohlenhydrate: 5g | Protein: 0g | Zucker: 4g | Natrium: 0mg

112. Kühler Pfirsich-Ingwer-Drink

Zubereitungszeit: 10 Minuten | **Kochzeit:** 0 Minuten | **Portionen:** 2

Schwierigkeiten: Einfach

Zutaten:

- 2 Pfirsiche, entkernt und gewürfelt
- 2 cm frischer Ingwer, geschält und gerieben
- 1 Liter Wasser
- Eiswürfel

Zubereitung:

1. Pfirsiche, Ingwer und Wasser in einem Mixer glatt pürieren.
2. Durch ein Sieb gießen, über Eiswürfel in Gläser füllen und sofort servieren.

Nährwerte (pro Portion): Kalorien: 50 | Fett: 0g | Kohlenhydrate: 12g | Protein: 1g | Zucker: 11g | Natrium: 10mg

Kapitel 9: 30-Tage-Ernährungsplan

Tag	Frühstück	Mittagessen	Abendessen	Snack	Dessert
Tag 1	Apfel-Blaubeer-Haferflocken	Gegrilltes Hähnchen mit Quinoa-Salat	Rote Linsen-Suppe	Gurken- und Karottensalat mit Zitrone	Apfel-Zimt-Compote
Tag 2	Grüner Smoothie	Gebackener Lachs mit Spargel	Gebratene Forelle mit Kräutern	Gekochte Edamame mit Meersalz	Birnen-Crumble ohne Nüsse
Tag 3	Mandel-Quinoa-Porridge	Zucchini-Nudeln mit Pesto	Veganes Curry mit Blumenkohl und Erbsen	Gegrillte Paprikastreifen mit Knoblauch	Erdbeer-Sorbet
Tag 4	Avocado-Toast mit Ei	Couscous-Gemüse-Pfanne	Hähnchen-Tacos mit frischer Salsa	Gekochte Artischocken mit Zitronen-Aioli	Gekühlte Melonen-Suppe
Tag 5	Birnen-Chia-Pudding	Gebackene Aubergine mit Kichererbsen	Kichererbsen-Salat mit Gurke und Dill	Süßkartoffelchips im Ofen gebacken	Gegrillte Pfirsiche mit Honig
Tag 6	Erdbeer-Bananen-Smoothie	Gegrillte Gemüse-Spieße	Gebratener Tofu mit Gemüse	Sellerie- und Karottensticks mit Hummus	Frische Beeren mit Minze
Tag 7	Hirsebrei mit Beeren	Gegrillter Spargel mit Zitronendressing	Gegrilltes Hähnchen mit Fenchel	Gurkenröllchen mit Räucherlachs	Wassermelonen-Feta-Salat
Tag 8	Frühstücksquark mit Pfirsichen	Linsen-Tomaten-Salat	Lachsfilet mit Dill und Zitrone	Geröstete Kichererbsen	Mango-Lassi (Milchproduktfrei)
Tag 9	Aprikosen-Kokos-Porridge	Gebackener Blumenkohl mit Tahini-Sauce	Gebackene Hähnchenkeulen mit Rosmarin und Knoblauch	Gegrillte Auberginenscheiben mit Kräutern	Gebackene Apfelscheiben mit Zimt

Tag 10	Mango-Quark	Spargel-Risotto	Türkisches Lammragout	Gegrillter Lachs mit Dill-Gurkensalat	Kühler Erdbeer-Minz-Tee
Tag 11	Himbeer-Chia-Pudding	Gegrillter Fenchel mit Ananas	Gebratene Forelle mit Gemüse-Julienne	Hühnchen-Wraps mit Mango und Gemüse	Apfel-Zimt-Compote
Tag 12	Haferflocken mit Birne und Zimt	Rote-Bete-Salat mit Apfel	Vegetarisches Curry mit Blumenkohl und Erbsen	Zucchini-Spaghetti mit Kirschtomaten	Birnen-Crumble ohne Nüsse
Tag 13	Heidelbeer-Joghurt-Parfait	Mangold-Wraps mit Hummus	Geschmortes Huhn mit Karotten und Lauch	Türkische Linsensuppe	Erdbeer-Sorbet
Tag 14	Quinoa-Porridge mit Äpfeln	Brokkoli-Quinoa-Salat	Gebratener Seebarsch mit Fenchel und Zitronenbutter	Karotten- und Apfelsalat	Gekühlte Melonen-Suppe
Tag 15	Hirse-Pfirsich-Auflauf	Quinoa-Salat mit Hähnchen und Gurke	Hühnchen-Paprika-Pfanne mit Reis	Hühnchen und Gemüse Spieße	Gegrillte Pfirsiche mit Honig
Tag 16	Quinoa-Frühstücksriegel	Gegrilltes Gemüse-Wrap	Rinderbraten mit Möhren und Pastinaken	Gurkenröllchen mit Karottenstreifen	Frische Beeren mit Minze
Tag 17	Beeren-Mandel-Müsli	Linsen-Kichererbsen-Salat	Vegane Pilzpfanne mit Kräutern	Gegrillte Hähnchenstreifen mit Basilikum	Wassermelonen-Feta-Salat
Tag 18	Apfel-Zimt-Overnight Oats	Geräucherter Truthahn- und Gurken-Sandwich	Gebratene Entenbrust mit Orangensauce	Gurken- und Karottensalat mit Zitrone	Mango-Lassi (Milchproduktfrei)
Tag 19	Pflaumen-Quark	Karotten- und Selleriesticks mit Hummus	Geschmortes Kaninchen mit Gemüse	Gekochte Edamame mit Meersalz	Gebackene Apfelscheiben mit Zimt

Tag 20	Kirsch-Apfel-Smoothie	Thunfischsalat auf Vollkorntoast	Garnelen mit Knoblauch und Petersilie	Gegrillte Paprikastreifen mit Knoblauch	Kühler Erdbeer-Minz-Tee
Tag 21	Süßkartoffel-Porridge	Gebackene Süßkartoffel mit Kichererbsen-Füllung	Zucchini-Nudeln mit Garnelen	Gekochte Artischocken mit Zitronen-Aioli	Apfel-Zimt-Compote
Tag 22	Heidelbeer-Kokos-Porridge	Hähnchenbrust mit Mango-Salsa	Gebratene Forelle mit Gemüsejulienne	Süßkartoffelchips im Ofen gebacken	Birnen-Crumble ohne Nüsse
Tag 23	Birnen-Zimt-Smoothie	Gegrillter Fenchel mit Ananas	Hähnchenbrust mit Pilzsauce	Sellerie- und Karottensticks mit Hummus	Erdbeer-Sorbet
Tag 24	Erdbeer-Pfirsich-Porridge	Brokkoli-Quinoa-Salat	Asiatischer Gemüsesalat mit Tofu	Gurkenröllchen mit Räucherlachs	Gekühlte Melonen-Suppe
Tag 25	Apfel-Blaubeer-Haferflocken	Gegrilltes Hähnchen mit Quinoa-Salat	Linsensuppe mit Spinat	Geröstete Kichererbsen	Gegrillte Pfirsiche mit Honig
Tag 26	Grüner Smoothie	Gebackener Lachs mit Spargel	Geräucherte Forelle auf Salatbett	Gegrillte Auberginenscheiben mit Kräutern	Frische Beeren mit Minze
Tag 27	Mandel-Quinoa-Porridge	Zucchini-Nudeln mit Pesto	Gegrilltes Gemüse mit Balsamico-Dressing	Hühnchen-Wraps mit Mango und Gemüse	Wassermelonen-Feta-Salat
Tag 28	Avocado-Toast mit Ei	Couscous-Gemüse-Pfanne	Gegrillter Tofu mit Kräutermarinade	Zucchini-Spaghetti mit Kirschtomaten	Mango-Lassi (Milchproduktfrei)
Tag 29	Birnen-Chia-Pudding	Gebackene Aubergine mit Kichererbsen	Salat mit geräuchertem Lachs und Spargel	Türkische Linsensuppe	Gebackene Apfelscheiben mit Zimt

Tag 30	Erdbeer-Bananen-Smoothie	Gegrillte Gemüse-Spieße	Zucchini-Nudeln mit Garnelen	Karotten- und Apfelsalat	Kühler Erdbeer-Minz-Tee

Einkaufsliste

Obst und Beeren
- Äpfel
- Blaubeeren
- Erdbeeren
- Himbeeren
- Kirschen
- Mango
- Bananen
- Aprikosen
- Birnen
- Pfirsiche
- Ananas
- Melone
- Zitronen
- Limetten

Gemüse
- Gurken
- Karotten
- Zucchini
- Paprika (rot, gelb, grün)
- Spargel
- Blumenkohl
- Fenchel
- Brokkoli
- Rote Bete
- Süßkartoffeln
- Sellerie
- Artischocken
- Tomaten

- Linsen (rot und grün)
- Kichererbsen
- Spinat
- Lauch
- Hummus

Fleisch und Fisch
- Hähnchenbrustfilets
- Geräucherter Truthahn
- Forellenfilets
- Lachsfilets
- Garnelen
- Entenbrust
- Kaninchenfleisch
- Lammfleisch

Getreide und Körner
- Haferflocken
- Quinoa
- Couscous
- Reis
- Hirse

Milchprodukte (alternativ, falls nötig)
- Quark
- Joghurt (mandel- oder kokosbasiert)

Nüsse und Samen
- Chiasamen
- Mandeln (falls nötig)
- Sonnenblumenkerne (falls nötig)
- Kürbiskerne

Gewürze und Kräuter
- Zimt
- Paprikapulver
- Kreuzkümmel
- Knoblauch
- Ingwer
- Rosmarin
- Thymian
- Basilikum
- Dill
- Minze
- Petersilie

Öle und Dressings
- Olivenöl
- Sesamöl
- Balsamico-Essig
- Tahini
- Zitronensaft
- Honig

Getränke
- Grüner Tee
- Kamillentee
- Lavendeltee
- Granatapfelsaft
- Wasser

Kapitel 10: Praktische Ratschläge und Ressourcen

Unterstützung und Motivation

Die Umstellung auf eine nierenfreundliche Ernährung kann eine Herausforderung darstellen, besonders wenn man mit den alltäglichen Versuchungen und sozialen Verpflichtungen konfrontiert ist. Hier sind einige praktische Tipps und Strategien, um Unterstützung und Motivation aufrechtzuerhalten:

1. Unterstützung durch Familie und Freunde

Eine der wichtigsten Quellen der Unterstützung ist das soziale Umfeld. Sprechen Sie mit Ihrer Familie und Ihren Freunden über Ihre Ernährungsumstellung und erklären Sie ihnen, warum diese für Ihre Gesundheit wichtig ist. Bitten Sie sie um Verständnis und Unterstützung, sei es beim gemeinsamen Einkaufen, Kochen oder bei sozialen Anlässen.

2. Ernährungstagebuch führen

Ein Ernährungstagebuch kann dabei helfen, Ihre Essgewohnheiten zu überwachen und zu reflektieren. Notieren Sie, was Sie essen und trinken, und achten Sie darauf, wie sich Ihre Ernährung auf Ihr Wohlbefinden auswirkt. Ein solches Tagebuch kann auch nützlich sein, um Fortschritte zu dokumentieren und mögliche Auslöser für Beschwerden zu identifizieren.

3. Regelmäßige Mahlzeiten planen

Planen Sie Ihre Mahlzeiten im Voraus, um sicherzustellen, dass Sie stets nierenfreundliche Optionen zur Verfügung haben. Dies hilft, spontane und ungesunde Essensentscheidungen zu vermeiden. Erstellen Sie wöchentliche Essenspläne und bereiten Sie Mahlzeiten vor, um den Stress des täglichen Kochens zu reduzieren.

4. Realistische Ziele setzen

Setzen Sie sich realistische und erreichbare Ziele. Kleine, schrittweise Veränderungen sind oft nachhaltiger als radikale Umstellungen. Feiern Sie Ihre Erfolge, egal wie klein sie erscheinen mögen, und verwenden Sie sie als Motivation, um weiterzumachen.

5. Fachliche Beratung in Anspruch nehmen

Eine Ernährungsberatung durch eine/n zertifizierte/n Ernährungsberater/in oder Diätassistenten/in kann wertvolle Unterstützung bieten. Diese Fachkräfte können individuelle Ernährungspläne erstellen, die speziell auf Ihre Bedürfnisse und Gesundheitszustand abgestimmt sind. Regelmäßige Check-ins können helfen, auf dem richtigen Weg zu bleiben und notwendige Anpassungen vorzunehmen.

6. Online-Communities und Selbsthilfegruppen

Schließen Sie sich Online-Communities oder Selbsthilfegruppen an, die sich auf nierenfreundliche Ernährung und Lebensweise spezialisiert haben. Der Austausch mit anderen Betroffenen kann ermutigend sein und wertvolle Tipps und Rezepte liefern. Plattformen wie Facebook, Reddit oder spezialisierte Foren bieten oft Gruppen zu diesem Thema.

7. Motivierende Literatur und Ressourcen

Lesen Sie Bücher, Artikel und Blogs, die sich mit nierenfreundlicher Ernährung beschäftigen. Inspirierende Erfolgsgeschichten und wissenschaftlich fundierte Informationen können Ihre Motivation stärken und Ihnen neue Perspektiven bieten. Abonnieren Sie Newsletter von Gesundheitsorganisationen, um regelmäßig Updates und Tipps zu erhalten.

8. Belohnungen und Anreize schaffen

Belohnen Sie sich für das Erreichen Ihrer Ernährungsziele. Dies könnte ein neues Kochbuch, ein kulinarischer Ausflug oder ein Wellness-Tag sein. Positive Verstärkung kann die Motivation erheblich steigern und die Reise zu einer nierenfreundlichen Ernährung angenehmer gestalten.

9. Stressmanagement und Achtsamkeit

Stress kann sich negativ auf die Ernährungsgewohnheiten auswirken. Praktizieren Sie regelmäßig Stressmanagement-Techniken wie Meditation, Yoga oder Atemübungen.

Achtsamkeit beim Essen, also bewusstes und langsames Genießen der Mahlzeiten, kann ebenfalls dazu beitragen, eine gesunde Beziehung zum Essen aufzubauen.

10. Flexibilität bewahren

Seien Sie flexibel und erlauben Sie sich, gelegentlich von Ihrem Ernährungsplan abzuweichen, ohne Schuldgefühle zu haben. Eine strikte und starre Haltung kann zu Frustration führen. Ein ausgewogenes und flexibles Herangehen hilft, langfristig motiviert und zufrieden zu bleiben.

Mit diesen Tipps und Strategien können Sie Ihre Ernährung langfristig nierenfreundlich gestalten und dabei Unterstützung und Motivation aufrechterhalten. Denken Sie daran, dass jede Veränderung Zeit braucht und es wichtig ist, geduldig und positiv zu bleiben.

Nützliche Apps und Tools

In der heutigen digitalen Ära können Apps und Tools eine wertvolle Unterstützung bei der Verwaltung und Optimierung Ihrer Ernährung und Gesundheit bieten. Hier sind einige empfehlenswerte Anwendungen und Hilfsmittel, die speziell für die Bedürfnisse von Menschen mit Nierenerkrankungen entwickelt wurden:

1. Ernährungs- und Diät-Apps

- **MyFitnessPal**: Diese App ist hervorragend für das Tracking Ihrer täglichen Nahrungsaufnahme. Sie bietet eine umfangreiche Datenbank mit Lebensmitteln und ermöglicht es Ihnen, Kalorien, Nährstoffe und Flüssigkeitszufuhr zu überwachen. Benutzer können eigene Rezepte hinzufügen und verfolgen, wie ihre Ernährung den individuellen Gesundheitszielen entspricht.
- **Kaiser Permanente MyDiet**: Diese App ist speziell auf Menschen mit Nierenerkrankungen ausgerichtet. Sie bietet maßgeschneiderte Ernährungspläne, die auf den Bedürfnissen der Nutzer basieren, und hilft dabei, den Kalium- und Phosphorgehalt der Nahrung im Auge zu behalten.

2. Koch- und Rezept-Apps

- **Cookpad**: Eine soziale Plattform, auf der Benutzer ihre eigenen Rezepte teilen und neue Ideen für nierenfreundliche Gerichte entdecken können. Die App ermöglicht es, nach speziellen Diätanforderungen zu suchen und bietet eine Vielzahl von Rezepten, die auf den individuellen Bedürfnissen basieren.
- **Yummly**: Diese App bietet personalisierte Rezeptvorschläge basierend auf Ihren Ernährungspräferenzen und -einschränkungen. Sie können nach nierenfreundlichen Rezepten suchen und eine Einkaufsliste direkt aus der App erstellen.

3. Gesundheitsüberwachungs-Apps

- **CareClinic**: Eine umfassende App zur Gesundheitsverwaltung, die speziell für chronische Erkrankungen entwickelt wurde. Sie können Ihre Medikamente, Ernährung, Symptome und körperliche Aktivitäten verfolgen und Berichte für Ihre Gesundheitsdienstleister erstellen.
- **MyKidneyJourney**: Diese App bietet eine Plattform zur Überwachung Ihrer Nierengesundheit. Sie können Labortests verfolgen, Medikamente verwalten und an Ernährungspläne erinnert werden, die speziell auf Ihre Nierenbedürfnisse abgestimmt sind.

4. Flüssigkeitsüberwachungs-Apps

- **Waterlogged**: Diese App hilft Ihnen, Ihre tägliche Wasseraufnahme zu verfolgen und sicherzustellen, dass Sie hydratisiert bleiben. Sie können Erinnerungen einstellen und Ihre Fortschritte im Laufe des Tages überwachen.
- **Hydro Coach**: Eine ähnliche App, die Sie daran erinnert, regelmäßig Wasser zu trinken. Sie berechnet Ihre optimale tägliche Wasseraufnahme basierend auf Ihrem Körpergewicht und Ihren Aktivitätsleveln.

5. Einkaufslisten-Apps

- **Out of Milk**: Diese App erleichtert das Erstellen und Verwalten von Einkaufslisten. Sie können nierenfreundliche Lebensmittel hinzufügen und Ihre Listen mit anderen teilen, um die Einkaufsplanung zu vereinfachen.
- **AnyList**: Eine weitere nützliche App zum Erstellen von Einkaufslisten, die es Ihnen ermöglicht, Zutaten aus Rezepten hinzuzufügen und Ihre Listen nach Kategorien zu organisieren.

BONUS
Praktischer Leitfaden für Essen außer Haus

SCANNEN SIE DEN QR-CODE EIN, UM IHREN BONUS ANZUZEIGEN UND HERUNTERZULADEN

ODER DIE URL KOPIEREN UND EINFÜGEN:

https://qrco.de/bfGNps